全国高职高专院校护理类专业核心教材

医学机能学实验技术

（供护理、助产及相关专业用）

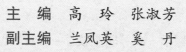

主　编　高　玲　张淑芳
副主编　兰凤英　奚　丹
编　者　（以姓氏笔画为序）
　　　　王致霄（长春医学高等专科学校）
　　　　兰凤英（长春医学高等专科学校）
　　　　刘宏群（长春科技学院）
　　　　张淑芳（长春医学高等专科学校）
　　　　易　娟（长沙卫生职业学院）
　　　　胥　颖（长春医学高等专科学校）
　　　　奚　丹（长春医学高等专科学校）
　　　　高　玲（长春医学高等专科学校）
　　　　唐　红（长春医学高等专科学校）
　　　　黄晓珊（长沙卫生职业学院）

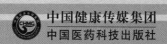 中国健康传媒集团
中国医药科技出版社

内 容 提 要

  本教材是"全国高职高专院校护理类专业核心教材"之一。全书坚持"以就业为导向，以全面素质为基础，以能力为本位"的现代职业教育教学改革方向，继承并发展传统机能学实验的核心内容的基础上，增加实验室安全教育和实验动物保护等新知识。全书包括绪论、实验动物的基础知识与基本操作技术、机能学实验常用的实验器材与设备、综合性实验、实验设计等教学内容。本教材为书网融合教材，即纸质教材有机融合电子教材、教学配套资源（PPT、微课、视频、图片等）、题库系统、数字化教学服务（在线教学、在线作业、在线考试），使教学资源更加多样化、立体化。

  本教材主要供全国高职高专院校护理、助产及相关专业使用。

图书在版编目（CIP）数据

医学机能学实验技术/高玲，张淑芳主编．—北京：中国医药科技出版社，2021.12

全国高职高专院校护理类专业核心教材

ISBN 978 - 7 - 5214 - 2934 - 3

Ⅰ．①医…　Ⅱ．①高…　②张…　Ⅲ．①实验医学 - 高等职业教育 - 教材　Ⅳ．①R - 33

中国版本图书馆 CIP 数据核字（2021）第 253601 号

美术编辑　陈君杞

版式设计　友全图文

出版　**中国健康传媒集团** | 中国医药科技出版社

地址　北京市海淀区文慧园北路甲 22 号

邮编　100082

电话　发行：010 - 62227427　邮购：010 - 62236938

网址　www. cmstp. com

规格　889mm × 1194mm $\frac{1}{16}$

印张　9 $\frac{1}{2}$

字数　268 千字

版次　2021 年 12 月第 1 版

印次　2021 年 12 月第 1 次印刷

印刷　三河市万龙印装有限公司

经销　全国各地新华书店

书号　ISBN 978 - 7 - 5214 - 2934 - 3

定价　**35.00 元**

获取新书信息、投稿、为图书纠错，请扫码联系我们。

出版说明

为了贯彻党的十九大精神，落实国务院《国家职业教育改革实施方案》文件精神，将"落实立德树人根本任务，发展素质教育"的战略部署要求贯穿教材编写全过程，充分体现教材育人功能，深入推动教学教材改革，中国医药科技出版社在院校调研的基础上，于2020年启动"全国高职高专院校护理类、药学类专业核心教材"的编写工作。在教育部、国家药品监督管理局的领导和指导下，在本套教材建设指导委员会和评审委员会等专家的指导和顶层设计下，根据教育部《职业教育专业目录（2021年）》要求，中国医药科技出版社组织全国高职高专院校及其附属机构历时1年精心编撰，现该套教材即将付梓出版。

本套教材包括护理类专业教材共计32门，主要供全国高职高专院校护理、助产专业教学使用；药学类专业教材33门，主要供药学类、中药学类、药品与医疗器械类专业师生教学使用。其中，为适应教学改革需要，部分教材建设为活页式教材。本套教材定位清晰、特色鲜明，主要体现在以下几个方面。

1.体现职业核心能力培养，落实立德树人

教材应将价值塑造、知识传授和能力培养三者融为一体，融入思想道德教育、文化知识教育、社会实践教育，落实思想政治工作贯穿教育教学全过程。通过优化模块，精选内容，着力培养学生职业核心能力，同时融入企业忠诚度、责任心、执行力、积极适应、主动学习、创新能力、沟通交流、团队合作能力等方面的理念，培养具有职业核心能力的高素质技能型人才。

2.体现高职教育核心特点，明确教材定位

坚持"以就业为导向，以全面素质为基础，以能力为本位"的现代职业教育教学改革方向，体现高职教育的核心特点，根据《高等职业学校专业教学标准》要求，培养满足岗位需求、教学需求和社会需求的高素质技术技能型人才，同时做到有序衔接中职、高职、高职本科，对接产业体系，服务产业基础高级化、产业链现代化。

3.体现核心课程核心内容，突出必需够用

教材编写应能促进职业教育教学的科学化、标准化、规范化，以满足经济社会发展、产业升级对职业人才培养的需求，做到科学规划教材标准体系、准确定位教材核心内容，精炼基础理论知识，内容适度；突出技术应用能力，体现岗位需求；紧密结合各类职业资格认证要求。

4. 体现数字资源核心价值，丰富教学资源

提倡校企"双元"合作开发教材，积极吸纳企业、行业人员加入编写团队，引入一些岗位微课或者视频，实现岗位情景再现；提升知识性内容数字资源的含金量，激发学生学习兴趣。免费配套的"医药大学堂"数字平台，可展现数字教材、教学课件、视频、动画及习题库等丰富多样、立体化的教学资源，帮助老师提升教学手段，促进师生互动，满足教学管理需要，为提高教育教学水平和质量提供支撑。

编写出版本套高质量教材，得到了全国知名专家的精心指导和各有关院校领导与编者的大力支持，在此一并表示衷心感谢。出版发行本套教材，希望得到广大师生的欢迎，对促进我国高等职业教育护理类和药学类相关专业教学改革和人才培养做出积极贡献。希望广大师生在教学中积极使用本套教材并提出宝贵意见，以便修订完善，共同打造精品教材。

姚腊初　益阳医学高等专科学校
贾　强　山东药品食品职业学院
高璀乡　江苏医药职业学院
葛淑兰　山东医学高等专科学校
韩忠培　浙江药科职业大学
覃晓龙　遵义医药高等专科学校

委　　员（以姓氏笔画为序）

王庭之　江苏医药职业学院
兰作平　重庆医药高等专科学校
司　毅　山东医学高等专科学校
朱扶蓉　福建卫生职业技术学院
刘　亮　遵义医药高等专科学校
刘林凤　山西药科职业学院
李　明　济南护理职业学院
李　媛　江苏食品药品职业技术学院
孙　萍　重庆三峡医药高等专科学校
何　雄　浙江药科职业大学
何文胜　福建生物工程职业技术学院
沈　伟　山东中医药高等专科学校
沈必成　楚雄医药高等专科学校
张　虹　长春医学高等专科学校
张奎升　山东药品食品职业学院
张钱友　长沙卫生职业学院
张雷红　广东食品药品职业学院
陈　亚　邢台医学高等专科学校
陈　刚　赣南卫生健康职业学院
罗　翀　湖南食品药品职业学院
郝晶晶　北京卫生职业学院
胡莉娟　杨凌职业技术学院
徐贤淑　辽宁医药职业学院
高立霞　山东医药技师学院
康　伟　天津生物工程职业技术学院
傅学红　益阳医学高等专科学校

数字化教材编委会

主　编　高　玲　张淑芳
副主编　兰凤英　奚　丹
编　者　（以姓氏笔画为序）
　　　　王致霄（长春医学高等专科学校）
　　　　兰凤英（长春医学高等专科学校）
　　　　刘宏群（长春科技学院）
　　　　张淑芳（长春医学高等专科学校）
　　　　易　娟（长沙卫生职业学院）
　　　　胥　颖（长春医学高等专科学校）
　　　　奚　丹（长春医学高等专科学校）
　　　　高　玲（长春医学高等专科学校）
　　　　唐　红（长春医学高等专科学校）
　　　　黄晓珊（长沙卫生职业学院）

前 言

根据《国家职业教育改革实施方案》《普通高等学校高等职业教育（专科）专业目录》等文件精神，更好地适应我国高等职业教育教学改革的需求，特启动"全国高职高专院校护理类专业核心教材"的编写工作。

《医学机能学实验技术》是研究生物体在生理状态、病理情况和（或）用药后的机能活动变化及其规律的一门实验性学科，培养具有专业知识和操作技能的专门人才。

本教材坚持"以就业为导向，以素质为基础，以能力为本位"的现代职业教育教学改革方向，秉承传统与创新相结合，理论与实践相结合的原则，对接护理专业国家教学标准和护士执业资格考试大纲，构建编写体系。在教材的编写中，理念上充分体现职业核心能力的培养，内容上继承并发展传统医学机能学实验的核心内容，同时增加实验室安全教育和实验动物保护等新知识。为引领学生的学习、提高学习效率、拓展思维，综合性实验的前面增加"学习目标"和"导学情景"模块，内容中插入"看一看""练一练""想一想"和"重点回顾"等模块。本教材注重学生素质培养，渗透中华文化、医学人文以及"大健康"教育等思政元素于知识中，增加"护爱生命"模块。同时注重信息化教学手段在本教材中的应用，采取立体化融合教材形式，各章节配套建设PPT、微课视频以及习题库等数字化内容，使学生在阅读纸质教材的同时，享受更多的在线教学服务。为配合学生参加全国大学生基础医学创新实验设计大赛的需要，本教材增加了自主设计性实验的设计原理与方法，旨在培养学生的知识运用能力和临床思维能力。

本教材的编者均来自一线骨干教师，具有丰富的教学和科研经验。在教材编写过程中，对于他们严谨的治学态度，深表感谢！

由于时间及编者水平所限，错漏之处在所难免。恳请广大师生和读者在教材使用过程中对存在的问题和不足不吝批评和指正，以便于今后修订和改正。

编 者
2021 年 8 月

目 录

第一章 绪 论

第一节 概 述

医学机能学实验是一门将生理学、药理学、病理生理学、生物化学实验等整合、发展、有机融合形成的实验性学科。它以实验手段研究机体的正常功能、疾病的发生机制和药物的作用规律，是医学实验教学中一门系统性的、多学科的、整合的综合性实验课程，是培养高素质医学人才过程中不可或缺的基础医学课程的重要组成部分。

医学机能学实验是基础医学领域的一门创新课程，它在保留了生理学、药理学、病理生理学、生物化学实验课程的经典核心内容的基础之上，发展了综合实验、自主设计实验等项目。本课程更加强调课程之间的交叉融合与注重学生自主创新能力的培养。

一、医学机能学实验的性质和任务

医学机能学实验技术主要以生物体（人体或动物）为实验对象，在器官、组织、分子水平上探讨生物体在正常、病理或药物干预下，组织、器官功能活动变化规律与机制，是培养学生基本实验技能和综合分析问题能力的综合性实验学科。医学机能学实验的目的和任务就是通过对人或动物的生理、病理现象的观察与实践，帮助学生深入地理解正常生理功能、病理状态下机能变化规律以及药物治疗原则，为进一步学习其他医学课程提供理论和实验依据，有助于培养学生综合分析问题、解决问题的能力和素质。

二、医学机能学实验常用的实验方法

医学机能学实验是一门实验性科学。它的所有知识都来源于动物实验和临床实践。医学机能学实验主要利用动物进行实验，也可在人体上直接进行观察。

动物实验可分为急性实验与慢性实验两大类。急性实验是以完整动物或动物材料为研究对象，在短时间内对动物某些生理或病理活动进行观察和记录的实验。实验通常是破坏性的、不可逆的，最终造成动物死亡。急性动物实验还可分为在体实验和离体实验两种。在体实验是在动物麻醉条件下，通过人为干预研究某些生理功能的变化；离体实验是从活着的或刚刚死亡的动物身上取出所需的器官、组织、细胞或细胞中某些成分，放置于人工控制的实验环境中，观察干预因素对其功能活动的影响。慢性实验是对完整动物进行预处理，然后在较长时间内反复多次观察和记录某些生理功能变化的实验。

由于受伦理学的限制，目前人体实验主要是进行人群资料的调查，如人体某些正常值的获得就是通过对大批人群进行采样和统计学分析得出的结论。

总之，实验方法多样，各有优、缺点，应按需进行选择。

三、医学机能学实验的教学目标

1. 掌握医学机能学实验的基本方法和进行实验操作的基本技能，学会观察、记录、分析实验结果及书写实验报告的基本方法，培养学生动手操作的能力。

2. 通过具体实验项目及对所得实验结果的分析，验证和深入了解生物体的正常和异常生命活动过程中机能变化规律，并通过药物干预了解药物作用机制和效果。

3. 巩固所学生理学、病理生理学和药理学的相关理论知识，培养学生融会贯通、理论联系实际的能力。

4. 通过科研设计方法的学习和学生自主探索性实验的设计，提高独立思考和独立工作的能力，培养学生主动获取科学知识的兴趣、严谨的科学态度、严谨的工作作风和严密的科学思维方法。

四、医学机能学实验的要求

（一）实验前

1. 仔细阅读实验教材，了解本次实验的目的、要求、实验步骤、操作程序及注意事项。

2. 结合实验内容，复习相关理论知识，理解实验的原理，对实验各个步骤的可能结果做出预测并加以解释，力求提高学习效果。

3. 实验小组做好分工，制定好实验计划。

（二）实验中

1. 入室后认真清点实验所用器材和药品，检查并正确调试仪器。

2. 认真听取教师对本次实验的讲解和观看示教操作，尤其要注意教师强调的实验注意事项。

3. 实验小组合理分工，密切合作，严格按照实验流程操作，注意培养自己的动手能力和实验过程中发现问题、解决问题的能力。

4. 仔细、耐心观察实验现象，准确、随时、完整做好原始记录，结合所学理论，思考、分析各种实验现象及实验结果，对没有达到预期结果的项目及时分析原因，必要时重复该部分实验，客观总结实验成败原因。

5. 实验过程中如遇疑难问题，应先设法自行排除，无法解决的应如实向指导教师汇报情况，请求给予协助。

6. 爱护实验动物和仪器、器材，节约实验药品和材料，保持实验台面整齐有序，尤其要注意人身安全。

（三）实验后

1. 取下连在实验动物和（或）标本上的器械和装置，并按要求将其放到指定位置。

2. 整理、清洁实验用具，实验器具洗净、擦干并摆放整齐。

3. 清点、检查实验用具，如有缺损，立即报告实验教师并予以登记备案；实验所用的仪器性能状况亦应做好记录，以保证及时维修。

4. 做好实验室清洁工作，关好水、电、门、窗后方能离开实验室。

5. 整理实验记录，分析、讨论实验结果，得出结论，认真书写实验报告，按时送交实验教师评阅。

第二节 医学机能学实验实验结果的记录与处理

医学机能学实验需要把实验过程中所观察到的实验现象真实地记录下来，并需要对结果进行整理与分析。在实验过程中，应用实验、观察、调查或资料分析等方法，获得真实验结果，将原始实验数据、图片、照片等资料如实保存，为进行深入科学研究提供基础资料。

实验结果的记录是对实验全过程的客观、全面、准确的科学描述。其具有客观真实性、全面完整性、科学准确性等特点。实验记录的重要性体现在：①便于进行实验结果的归纳和总结；②便于分析实验过程中的成败得失；③可以提供实验重复的依据和参考；④有利于培养严谨的科学思维。

实验记录书写的原则为：①客观真实。必须如实记录，当实验出现操作错误或失败时，也须真实记录，不得编造和篡改实验结果。②科学准确。书写时要求使用专业词汇和术语，避免歧义或内容模糊，对实验数据使用国际标准单位，进行量化处理。③结构完整。实验记录应体现整个实验的结果，实验目的、材料、方法和结论前后须一致。④简明扼要。实验记录不是流水账，而是以实验思路为主线的实验过程的真实重点记录。⑤标准规范。实验记录是为以后使用而进行的，为便于查阅，应以研究内容、实验内容、实验过程等分层次记录，按照标准和规范书写，记录的资料应经得起时间的考验。

真实记录的实验结果也称为原始资料。原始资料是进行各项综合整理、分析研究的基础。

原始资料分为两大类：计数资料和计量资料。计数资料是先将观察对象按某种属性或类别分组，再清点各组观察对象个数所得到的资料，如记录阳性反应或阴性反应的动物数、白细胞分类计数等；计数资料通常要先计算百分比或率等相对数，必要时进行百分比或率间的比较。计量资料是指能够用数值大小来定量反映某事物变化程度的资料，如血压值、心率、呼吸频率、尿量等；计量资料可用测量仪器、工具或其他定量方法获得，也可通过测量实验所描记的曲线而得到，需要显示出正确的数值和单位。在取得一定数量标本的实验原始资料后，即可进行统计学处理，得到可定性、定量的数据和图表，以便研究实验对象的某种机能活动及其变化过程，得出正确的实验结论。

实验结果记录方法如下。

1. 文字叙述法 根据实验目的将原始资料系统化、条理化，用准确的专业术语客观地描述实验现象和结果，注意时间顺序以及各项指标在时间上的关系。

2. 图表法 用表格或坐标图的方式把实验结果清晰地呈现出来，便于直观比较，尤其适合于分组较多且各组观察指标一致的实验，使组间异同一目了然。每一图表应有表目和计量单位。

3. 曲线图 直接引用记录仪器描记出的曲线图，指标的变化趋势形象生动、直观明了。

学生实验结束后，应运用所掌握的理论知识对实验中所出现的现象及实验结果做出合理解释。对实验过程中出现的非预期的结果，应分析其产生的原因。结合实验内容和结果，得出实验结论。若对实验现象的理论分析未能得到充分证实，则不能得出结论。

第三节 医学机能学实验实验报告的书写

实验报告就是把实验题目、目的、对象、药品、器材、方法、结果记录下来并进行整理之后写成的书面汇报，同时也需对实验结果进行合理地分析和解释。通过实验报告的书写，可以使学生熟悉撰写医学论文的基本格式，为今后病例的书写奠定基础，锻炼学生运用所学知识分析问题和解决问题的能力以及书写能力，因此学生应以科学严肃的态度认真地独立完成实验报告，不应盲目抄袭。

实验报告的一般格式为：

机能学实验实验报告

姓名：　　　　专业：　　　　班级：　　　　组别：　　　　日期：

实验项目

实验目的

实验对象

实验药品

实验器材

实验方法

实验结果

结果分析

书写实验报告时应注意以下几点。

1. 实验方法 如果实验教材中有详细介绍，可简明扼要地以条框式清晰地写明主要的实验方法和实验技术路线（实验步骤）以及观察指标的内容。如果与实验教材有所变动，可作简要说明。

2. 实验结果 实验结果应为实验过程中所观察和记录到的真实、客观、详细的资料，要有实验现象的描述、实验数据的处理等，切忌带有主观因素，更不可编造或篡改数据。

3. 结果分析 结果分析是用已知的理论知识对结果进行合理地解释和分析。分析要有依据，要实事求是，符合逻辑，同时提出自己的见解和观点。禁止盲目地抄袭书本或他人的实验报告。对出现的非预期的实验结果，应考虑和分析其可能的原因，并请教师指导和评阅。

第四节　实验室安全

一、实验室规则

实验室是学生进行实验和实训的场所和基地。因此必须熟知实验室规则。

1. 实验前必须预习实验内容，明确目的要求，熟悉方法步骤，掌握基本原理。

2. 着白大衣进入实验室后按编组就位，未经教师允许不可动实验室仪器、设备和实验试剂。

3. 保持室内肃静、整洁，做到步轻、声低，不可嬉笑打闹和喧哗。

4. 认真听教师讲解实验目的、原理、操作步骤、注意事项、仪器性能等。

5. 实验时严格遵守操作规程，注意安全，防止意外事件发生。若发现不安全因素迹象，应及时报告教师。

6. 细心观察实验结果，认真记录并实事求是地填写实验报告单，严禁抄袭他人实验结果。

7. 爱护仪器与设备，严禁滥用实验试剂。

8. 实验完毕后必须清点仪器和用品，刷洗干净后整齐摆放，经教师清点后方可离开实验室。

9. 不得私自将实验室内物品带离实验室，损坏丢失实验物品应即刻报告教师。

二、实验室各种突发事件的紧急处理

在实验过程中不慎发生突发事件，应立即采取适当的急救措施。

1. 火灾 实验中一旦发生了火灾，切不可惊慌失措，应保持镇静。首先立即切断室内一切火源和电源，然后根据具体情况正确地进行抢救和灭火。常用的处理方法有：①可燃液体燃着时，移开着火区域其他可燃物品，用抹布、湿布、铁片或沙土覆盖着火区域，隔绝空气使之熄灭。必要时，使用灭火器。②金属钠着火时，可用沙土扑灭。③导线着火时，应切断电源或用四氯化碳灭火器，不可用水及二氧化碳灭火器。④衣服烧着时，切忌奔走，可用衣服、大衣等包裹身体或躺在地上滚动以灭火。发生火灾时应注意保护现场。较大的着火事故应立即拨打119报警，并通知其他人员及时疏散。疏散过程中，不要乘坐电梯，应以湿毛巾捂住口鼻，放低身姿，快速通过安全通道撤离。

2. 触电 实验室发生触电事故时，应首先切断电源，然后用干木棍使导线与被害者分开。在未切断电源之前，切不可用手去拉触电者，也不可用潮湿木棍或金属去挑导线。触电者在脱离电源之后，应就地仰面躺平，禁止摇动触电者头部。检查触电者呼吸和心跳情况，并及时拨打120。对于心跳呼吸停止者，应立刻进行心肺复苏的救治。

3. 煤气中毒 应将中毒者移至空气良好处使之呼吸新鲜空气，同时安排送医治疗。

4. 灼伤 这些化学物质具有强烈的刺激性和腐蚀性，发生这些化学物质灼伤时，应首先用大量流动清水冲洗（浓硫酸灼伤除外），再分别用低浓度的弱碱（5%碳酸氢钠或5%氢氧化铵）、弱酸（2%～5%乙酸）进行中和处理，视情况再做进一步处理。

5. 汞污染 水银体温计或水银血压计破裂后，汞珠散落室内，若处理不当会造成汞经呼吸道和皮肤吸收而致中毒。正确处理方法有：①对于散落在地上的金属汞珠，迅速用光滑纸片将汞珠收集然后密封，最好是送到专门的环卫机构；②对于有污染的地板和台面，在汞珠处理完以后，残留的汞污染处应该要撒上硫黄粉以降低其毒性，再冲入下水道；若无硫黄粉，可用生鸡蛋蛋清覆盖在残余汞上。注意在处理时不要用手直接接触，要戴上手套、口罩防护。保持室内通风对流至少24小时，处理完毕以后要洗手、漱口、更换污染衣物，避免汞接触导致接触性皮炎或者是汞中毒。

6. 皮肤割伤 皮肤被玻璃割伤及其他机械损伤时，首先检查伤口内有无玻璃或金属等物碎片，然后用硼酸水洗净，再擦拭碘酊，必要时用纱布包扎。若伤口较大或过深而大量出血，应迅速在伤口上部和下部扎紧血管止血，立即到医院诊治。

7. 烫伤 应保持冷静，用冷水冲洗伤口20～30分钟至无局部疼痛后，涂烫伤膏。若伤处红、肿、痛，可用酒精纱布对伤处进行保护；若伤处起水泡，不要弄破水泡（防止感染），就近医院烫伤科治疗和处理。

第五节　处方的一般知识

一、处方的基本知识

1. 处方的概念 处方是由注册的执业医师或执业助理医师（以下简称医师）在诊疗活动中为患者开具的、由取得药学专业技术职务任职资格的药学专业技术人员（以下简称药师）审核、调配、核对并作为患者用药凭证的医学文书。处方包括医疗机构病区用药医嘱单。处方是医生对患者用药的书面文件，是药剂人员调配药品的依据，是患者用药报销、医院预算和采购的依据，因此具有法律性、技术性和经济性。

2. 处方的种类 处方的分类方法有很多，常用的有普通处方（医保处方、自费处方）、麻醉药品处方、一类精神药品处方、二类精神药品处方、急诊处方、儿科处方等，按规定的格式普通处方与二类精神药品处方的印刷用纸为白色；麻醉药品和一类精神药品处方印刷用纸为淡红色；急诊处方印刷用纸为淡黄色；儿科处方印刷用纸为淡绿色，并在各类处方右上角以文字注明。

3. 处方的内容 处方的基本内容包括处方前记、处方正文、处方后记三个部分。

（1）前记　包括医疗机构的名称、处方编号、费别、处方开具日期及患者的一般信息，如姓名、性别、年龄、门诊或住院病历号、就诊诊室或住院科室、病室床位号、临床诊断等。麻醉药品和一类精神药品处方还应包括患者的身份证号码或代办人姓名和身份证号码。

（2）正文　以 Rp 或 R（拉丁文 Recipe "请取"的缩写）标示，分列药品的名称、规格、剂量、数量和用法（常用拉丁文缩写见附录1）。若一个处方中有多种药品，通常按主药、辅药的次序排列。

（2）后记　包括医师的签名、药品金额以及审核、调配、核对、发药药师的签名等。

二、处方书写规范

处方标准由国家卫生健康委员会统一规定，处方格式由省、直辖市、自治区卫生健康委员会统一制定，处方由医疗机构按照标准和要求统一印制。处方书写应符合下列规则。

1. 每张处方限一名患者用药；患者的一般情况、临床诊断填写清楚、完整，并与病历记载相一致。

2. 应以蓝色或黑色笔书写，字迹清楚，不得涂改；如需修改，应当在修改处签名并注明修改日期。

3. 药品名称应当使用规范的中文或英文名称书写，剂量、规格、用法、用量要准确规范，药品用法不得使用"遵医嘱""自用"等含糊不清字句。

4. 患者年龄应当填写实足年龄，新生儿、婴幼儿写日龄、月龄，必要时要注明体重。

5. 处方一般不超过 7 日用量，急诊处方不超过 3 日用量。对于某些慢性病、老年病和特殊情况，处方用量可适当延长，医生需注明理由。

6. 西药和中成药可分别开具处方，也可开具一张处方。中药饮片需另行开具处方。

7. 开具西药和中成药处方，每一种药品应另起一行，每张处方不超过 5 种药品。开具处方后的空白处画一斜线以示处方完毕。

8. 药品剂量与数量用阿拉伯数字书写，剂量应当使用法定剂量单位，如重量以克（g）、毫克（mg）、微克（μg）、纳克（ng）为单位；容量以升（L）、毫升（ml）为单位；国际单位（IU）、单位（U）；中药饮片以克（g）为单位。片剂、丸剂、胶囊剂、颗粒剂分别以片、丸、粒、袋为单位；溶液剂以支、瓶为单位；软膏及乳膏剂以支、盒为单位；注射剂以支、瓶为单位，应当注明含量；中药饮片以剂为单位。

9. 处方医师的签名式样和专用签章应当与院内药学部门留样备查的式样相一致，不得任意改动，否则应当重新登记留样备案。

三、处方样例

虽各医院的处方格式略有不同，但基本结构相似（图 1-1、图 1-2）。

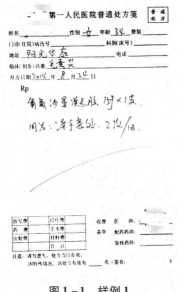

图 1-1 样例 1

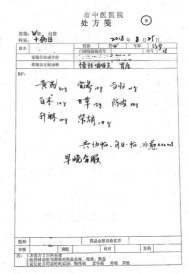

图 1-2 样例 2

（高 玲）

第二章　实验动物的基础知识与基本操作技术

第一节　实验动物基本知识

实验动物是指经人工繁育，对其携带的微生物实行控制，遗传背景明确或者来源清楚的动物品系。实验动物来源于野生动物，经科学育种、繁殖和饲养，具有表型均一、种系明确、对外来刺激敏感、实验再现性等特点，因而专门用于医学、药学、生物学等领域的科学研究、教学、生产、检定以及其他科学实验等方面。

机能学实验主要以动物实验为主。根据实验的目的和要求选用不同的实验动物。选择实验动物应遵循以下几个原则：根据不同实验研究的需要，选择不同种系敏感的实验动物；选择发育良好、反应灵活、皮毛光洁、无损伤、无溃疡的动物；尽量选用与人类各方面机能相近似的实验动物；选择解剖生理特点符合实验目的和要求的实验动物；符合精简节约、易得之原则。

一、常用实验动物的种类及选择

机能学实验最常用的实验动物有两栖类和哺乳类两类。两栖类动物有青蛙、蟾蜍；哺乳类动物有小鼠、大鼠、豚鼠、家兔、犬等，现将医学实验常用动物简介如下。

1. 青蛙和蟾蜍　青蛙和蟾蜍是两栖动物，是实验教学中常用的动物。常用于以下实验研究：①心脏在离体情况下较持久、有节律地搏动，常制备离体心脏用于研究药物对心肌的作用。②神经系统反应敏感，可利用坐骨神经–腓肠肌标本观察各种刺激或药物对周围神经、横纹肌、神经肌肉接头的作用，也可进行反射弧分析。③青蛙和蟾蜍舌及肠系膜是观察炎症和微循环变化的最佳标本，腹直肌可用于抗胆碱药或拟胆碱药作用的测定。

2. 小鼠　属脊椎动物亚门，哺乳动物纲，啮齿目，鼠科，是医学实验中最常用的一种动物。小鼠对外界环境的适应性差，体小娇嫩，不耐饥饿，在饲养和实验操作时要耐心细致，动作轻柔，以减少对动物的损伤。常用于以下实验的研究：①成熟早，繁殖能力强，适合于药物筛选、半数致死量等需要大量动物的实验。②形体、器官较小，可用于主要为组织学特别是电镜观察为指标的实验。③对许多疾病有易感性，可用于研究流感、脑炎、血吸虫、疟疾等疾病的实验。④对品系的要求易于满足，自发性肿瘤多，广泛用于肿瘤的研究。

3. 大鼠　属脊椎动物亚门，哺乳动物纲，啮齿目，鼠科，也是医学实验中最常用的一种动物。可作为小鼠不能满足实验要求时的替代品。大鼠还具有肝再生能力强、不能呕吐、对炎症反应灵敏、视觉和嗅觉灵敏、抗病力强等特点。大鼠受惊时易激怒、咬人，使用时应注意。常用于以下实验研究：①垂体–肾上腺系统发达，且垂体摘除比较容易，常用来进行垂体、肾上腺、卵巢等内分泌功能的研究。②无胆囊，胆总管较大，易于经胆管收集胆汁，适用于消化系统功能方面的实验研究。③血压和血管阻力对药物作用敏感，且较稳定，适用于心血管功能的研究。另外大鼠还用于肿瘤、遗传病、老年医学、代谢性疾病的研究。

4. 豚鼠　属脊索动物门，脊椎动物亚门，哺乳动物纲，啮齿目，豚鼠科。又名荷兰猪、天竺猪、海猪等。豚鼠性情温顺，胆小易惊，但不咬人也不抓人，对各种外界刺激极敏感。常用于以下实验研究：①易引起变态反应，常选用于抗过敏药如平喘药、抗组胺药的实验研究。②对结核杆菌高度敏感，常用于抗结核病药的研究。③耳蜗管极敏感，适用于听力和前庭器官的实验。

5. 家兔　家兔属于脊索动物门，脊椎动物亚门，哺乳动物纲，兔形目，兔科。性情温顺，易饲养，在机能实验教学中的应用十分广泛。常用于以下实验研究：①急性心血管实验的心功能研究。因家兔颈部神经血管和胸腔的特殊结构，常用作直接记录颈动脉血压、中心静脉压、呼吸等生理指标。②发热、解热药和致热源检查。因其对细菌内毒素、化学药品、异种蛋白会产生发热反应，且反应典型、灵敏而恒定。③可刺激性排卵，常用于避孕药研究。④家兔还常用于复制多种疾病模型，如酸碱平衡紊乱、钾代谢障碍、水肿、炎症等。

6. 犬　犬属于脊索动物门，脊椎动物亚门，哺乳动物纲，食肉目，犬科，是医学实验中最常用的大动物。常用于以下实验研究：①因有发达的血管神经系统，常用于心血管方面药物的研究。②易于驯养，经训练能够很好地配合实验，适用于慢性实验研究。③对手术耐受性较强，适于小动物不能耐受的手术。④内脏和人相似，消化过程与人相似，通过无菌手术法做成胃瘘、肠瘘等用于观察药物对胃肠运动和分泌的影响。

二、实验动物的分组与标记

（一）实验动物分组

进行动物实验时，根据研究需要将选择好的实验动物分成若干组。并按照随机分配的原则，使每只动物都有同等机会被分配到各个实验组与对照组中去，以避免各组之间的差别，影响实验结果。每组动物数量会根据实验周期长短、实验类型及统计学要求来确定。一般情况下，大、小鼠每组 10～20 只，雌雄各半即可满足统计学分析要求。尽量选用年龄、体重较为均一的实验动物；当动物年龄、体重相差较大时，应采用随机分组法，使差异随机分布到各组。

（二）实验动物的标记

实验时，实验动物分好组后，便于区分，需将实验动物进行编号标记，以避免混乱。常用的编号标记方法有挂牌法、烙印法和染色法。

1. 挂牌法　将有编号的金属号牌挂于动物的耳部、颈部或固定于实验动物的笼箱上。此法适用于少量大动物实验。

2. 烙印法　用刺数钳在动物明显部位（耳、面鼻、四肢）处刺上编号，然后把刺号用蘸有乙醇的墨汁进行涂色。

3. 染色法　染色法在实验中最常用，也较方便。方法是用有色化学试剂在动物身体醒目处进行涂染，如被毛、四肢等部位。常用的试剂有 3%～5% 苦味酸溶液（黄色）、2% 硝酸银溶液（咖啡色）、0.5% 中性品红溶液（红色）、煤焦油的酒精溶液（黑色）、蓝色墨汁（蓝色）。

编号原则是从前到后，先左后右。规定左前肢为 1 号，左腰部为 2 号，左后肢为 3 号，头颈部为 4 号，腰背部为 5 号，背尾根部为 6 号，右前肢为 7 号，右侧腰部为 8 号，右后肢为 9 号，尾部为 10 号。10 以上的编号以颜色区分，按上述顺序在同一位置再进行另一种涂色，表示相应的十位数。规定个位数涂黄色，十位数涂咖啡色，百位数涂红色（图 2-1）。

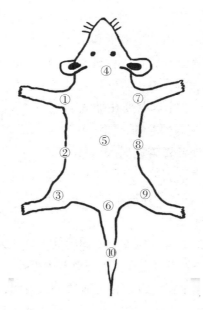

图 2-1　小白鼠的背部编号

三、实验动物的给药方法

在动物实验中，应根据动物种类、实验目的、药物剂型等选择适宜的给药途径与方法。动物给药方法分为投入法和注射法两种，不同给药方法又按给药途径分为很多不同类型。投入法常用的有口腔内投入、鼻腔内投入、胃腔内投入等。注射法常用的有皮下注射、肌内注射、腹腔注射、静脉注射、心内注射。以下将常用动物的主要给药途径及技巧简介如下。

（一）经口给药

1. 灌胃法

（1）小鼠灌胃法　左手拇指和示指捏住小鼠颈背部皮肤，环指或小指将鼠尾压在手掌上，将小鼠固定，使小鼠腹部向上，头颈部伸直，但不宜抓得过紧，以免小鼠窒息死亡。右手持灌胃器（由注射器和灌胃针头构成），先从小鼠口角插入口腔内，用灌胃器轻压其头部，使其口腔与食道成一直线，然后沿着上腭壁轻轻将灌胃针插入食管 2~3cm（约到膈肌水平），此时可稍感有抵抗。当进针顺畅，动物安静且呼吸无异常时，即可注入药液（图 2-2），灌注药量为每 10g 体重 0.1~0.3ml，最大量不超过 1ml。操作时动作宜轻柔，防止损伤食管。如动物出现强烈挣扎、呕吐或憋气时不能硬插，应将灌胃针头抽出，然后重新插入，以免将药液误注入气管内造成动物死亡。

（2）大鼠灌胃法　方法同小鼠。大鼠灌胃时灌胃针头插入长度为 3.5~5.5cm，灌注药量为 1~4ml。由于大鼠体型稍大一些，经常会一只手固定不牢，而需用两只手固定，另一人给药，两个人配合完成。固定大鼠时要使其头部和颈部保持一直线，颈部皮肤不宜向后拉得太紧，以免引起窒息。

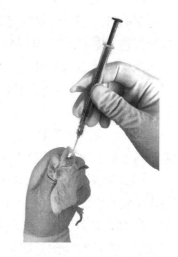

图 2-2　小鼠灌胃方法

（3）豚鼠灌胃法　需两人协作完成。一人以左手从动物背部把后肢伸开，握住腰部和双后肢，用右手拇指和示指夹持双前肢；另一人沿豚鼠上腭将灌胃管轻轻插入食管，慢慢向前推入胃内，大约插入5cm深度为宜。也可将开口器放置豚鼠口腔并压住其舌，把灌胃管经开口器中央孔插入胃内（图2-3）。插管完毕后需回抽一下注射器芯杆，如注射器内无气泡方可注入药液，如有气泡说明灌胃管误插入气管，应拔出重插。注入药液应缓慢，一次灌胃量为每100g体重1.6~2.0ml。为保证投药量的准确，注完药物后需再注入2ml生理盐水，把插管内残存药物推入胃内。

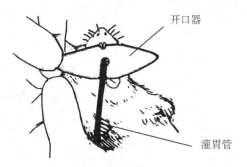

图2-3　豚鼠灌胃方法

（4）家兔灌胃法　两人协作完成。将家兔置于兔固定筒内，一人一只手固定兔头部，另一只手将开口器横贯兔口中，压住兔舌；另一人将灌胃管插入开口器中央孔，再沿上腭慢慢插入食管15~18cm。插管完成后，可将灌胃管外口端置于水杯中，若有气泡逸出，说明误插入气管内，应抽出重插；若无气泡逸出，则已插入胃中，可缓慢注入药液，然后用3~5ml清水冲洗灌胃管，将管内残存药液全部注入胃内，以保证投药量的准确（图2-4）。

（5）犬的灌胃法　操作方法基本同家兔。应该注意的是将开口器要用棉绳固定在犬嘴部，灌胃管较家兔的长，选用30cm的软胶管或导尿管。

2. 口服法　当药物为固体药物时，如片剂、丸剂等，可直接将药物掺入动物食物中，随食物一起进入胃内。

（二）注入给药

1. 皮下注射

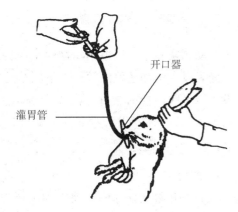

（1）小鼠皮下注射　通常选用颈背部皮肤进行注射。操作时用拇指和示指将皮肤提起，注射针与皮肤呈一定角度，将针头刺入皮下，进针后轻轻摆动针头，容易摆动则表明已刺入皮下。然后轻轻抽吸，如无回流物方可缓慢注入药物

图2-4　家兔灌胃方法

（图2-5），一次注射量为每只0.5~1.0ml。注射完毕后，缓慢拔出针头，为防止药液外漏，用手指轻压针刺部位。

（2）大鼠皮下注射　通常选用左下腹部或后肢大腿皮肤处，操作方法与小鼠相同。一次注射量不超过每100g体重1.0ml。

（3）豚鼠、兔、犬等皮下注射　通常选用两肢内侧、背部、肩部等皮下脂肪少的部位，主要在大腿内侧。操作方法同小鼠。

2. 肌内注射　因小鼠、大鼠、豚鼠的肌肉不发达，通常不选择肌内注射。若需进行肌内注射，应先把动物固定，然后将动物大腿拉直，针头刺入后肢大腿肌肉内，在回抽针栓无血情况下缓慢注入药物。小鼠一次给药量每只不超过0.1ml，大鼠一次注射量不超过每100g体重1.0ml。家兔、狗等动物注射部位一般选肌肉发达的臀部或大腿部，以注射器与肌肉呈60°角进针。

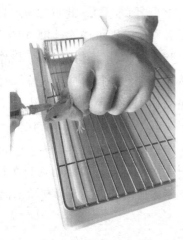

图2-5　小鼠皮下注射方法

3. 腹腔注射　左手抓住小鼠颈背部皮肤，固定动物，使小鼠腹部朝上，呈头低位，使内脏上移。右手持注射器，在小鼠下腹部位（腹白线偏左或偏右，避开膀胱），将针头向头部方向刺入皮下，进针 3～5mm 后再以 45°角刺入腹肌，针尖通过腹肌后阻力消失，有落空感。固定针头，回抽时无血液和气泡则可缓慢注入药液（图 2－6），一次给药量为每 10g 体重 0.1～0.2ml。操作时，不能太用力，针头不宜插入太深，以免刺破内脏。大鼠腹腔注射方法同小鼠，一次给药量每 100g 体重 0.5～1.0ml。

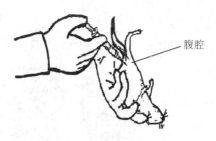

图2－6　小鼠腹腔注射方法

4. 静脉注射

（1）小鼠　小鼠多采用尾静脉注射（图 2－7）。将小鼠置于小鼠尾静脉固定器内，尾巴外露，小鼠尾置于 45～50℃ 的温水中，浸泡 30 秒，或用酒精棉球擦拭鼠尾，使鼠尾血管扩张。鼠尾血管分布为上、下两条为动脉，左、右两条为静脉。用一只手环指和小指固定鼠尾并将鼠尾拉直，另一只手持 5 号细针头的注射器，从尾尖部开始，将针头与静脉几乎平行（小于 30°角）刺入静脉，然后平行缓慢推注。如注射无阻力，同时看到血管呈一条白线，说明药物注入静脉内。如果鼠尾皮肤隆起发白，说明针头没在血管内，应退出重试，位置较前一次注射位置上移。尾静脉一次注射量一般为每 10g 体重 0.05～0.1ml。

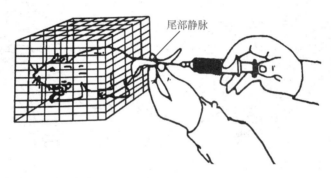

图 2－7　小鼠尾静脉注射方法

（2）大鼠　在非麻醉状态下，大鼠的尾静脉给药方法同小鼠。在麻醉状态下，大鼠可从舌下静脉注射给药，或切开其大腿内侧皮肤、颈部皮肤从股静脉、颈外静脉注射给药。

（3）豚鼠　豚鼠可采用多部位静脉注射。豚鼠耳缘静脉较细，注射较难；前肢皮下头静脉不明显，但相对固定，操作易成功；后肢小隐静脉虽明显但易动，不易固定，因此不易刺入。通常先将后肢皮肤切开，暴露胫前静脉，直接静脉穿刺注射，注射量一般不超过 2ml。

（4）家兔　家兔常用的给药方法是耳缘静脉注射（图 2－8）。耳缘静脉位于耳外缘，较粗。操作前，可先拔去注射部位的耳毛，用手指轻弹或轻揉兔耳，再用水润湿或用酒精棉球擦拭局部皮肤，促使耳缘静脉血管扩张，更加清晰。注射时，左手拇指和示指在兔耳上面，其他手指在下面固定兔耳，右手持注射器，针头刺入皮下后，沿血管向前推进，然后将针头固定在兔耳上，以免针头刺破血管壁或滑脱。向血管内推入药液，如无阻力，无皮肤隆起发白，说明针头在血管内，可继续推注药液，如耳壳肿胀、发白，则表明注射在皮下，应拔出重新注射（图 2－9）。注射完毕，拔出针头，用纱布或脱脂棉按压针眼，直至血液凝固为止。操作时应从耳尖部开始注射，不成功可逐渐向耳根部方向移动再次进行注射。

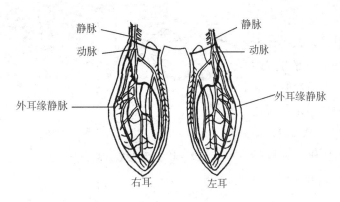

图 2－8　兔耳缘静脉分布

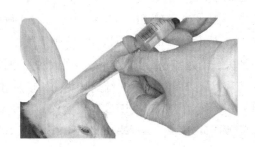

图 2－9　兔耳缘静脉注射方法

（5）犬　未麻醉的犬选用前肢内侧头静脉或后肢外侧小隐静脉给药。操作前将犬嘴固定，将注射部位的毛发剪去，用橡皮带在注射部位向心端绑紧犬腿，在血管充盈处将针头刺入血管，回抽有血的情况下将药物推入血管（图 2－10）。麻醉后的犬也可采用股静脉、舌下小静脉等部位给药。

（6）青蛙和蟾蜍　青蛙和蟾蜍采用腹静脉注射。将蛙固定在蛙板上，取仰卧位，沿腹中线稍左剪开皮及腹部肌肉，翻开腹部肌肉后可见腹静脉，将针头刺入血管即可注射（图 2－11）。

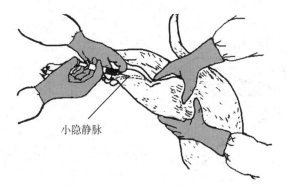

图 2－10　犬静脉注射方法

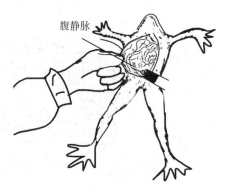

图 2－11　蛙腹静脉注射方法

5. 淋巴囊注射　蛙类皮下有咽、胸、背、腹侧、腹部、大腿和足七个淋巴囊（图 2－12），因为淋巴囊注射给药药物容易吸收，蛙类常采用淋巴囊注射给药，其中腹部淋巴囊是最常用的给药部位。注射时，将针头先从蛙后肢上端刺入，经大腿肌肉层入腹壁肌层，再进入腹壁皮下的淋巴囊，然后注入药液。有时也可采用胸淋巴囊给药，其方法是将针头由口腔刺入，穿过下颌肌层入胸淋巴囊内注入药液。每只蛙淋巴囊内一次注射药量为 0.25～1.0ml。

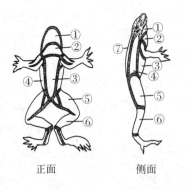

①咽淋巴囊
②胸淋巴囊
③康淋巴囊
④康侧淋巴囊
⑤大腿淋巴囊
⑥脚淋巴囊
⑦背淋巴囊

正面　　　侧面

图 2－12 蛙的淋巴囊分布

四、实验动物用药量的确定及计算方法

在实验研究中，动物与动物之间以及动物与人之间的用药剂量存在一定差异，用药前需进行换算。常用的换算方法有两种。

（一）按千克体重换算

人与不同种动物间每千克体重等效剂量折算系数见表 2-1。

表 2-1　动物与人之间每千克体重等效剂量折算系数表

折算系数（W）		小鼠（0.02kg）	大鼠（0.2kg）	豚鼠（0.4kg）	兔（1.5kg）	猫（2kg）	犬（12kg）	人（60kg）
					B 种动物或人			
A 种动物或人	小鼠（0.02kg）	1.00	1.40	1.60	2.70	2.20	4.80	9.01
	大鼠（0.2kg）	0.70	1.00	1.14	1.88	2.30	3.60	6.25
	豚鼠（0.4kg）	0.61	0.87	1.00	1.65	2.05	3.00	5.55
	兔（1.5kg）	0.37	0.52	0.60	1.00	1.23	1.76	3.30
	猫（2kg）	0.30	0.42	0.48	0.81	1.00	1.44	2.70
	犬（12kg）	0.21	0.28	0.34	0.56	0.68	1.00	1.80
	人（60kg）	0.11	0.16	0.18	0.30	0.37	0.53	1.00

已知 A 种动物每千克体重的用药剂量，估算 B 种动物每千克体重的用药剂量公式为：

$$B \text{ 种动物用药剂量（mg/kg）} = W \times A \text{ 种动物用药剂量（mg/kg）}$$

例如，人类使用某药的常用量为 30mg/kg，折算为家兔用药量。

A 为人，B 为家兔，交叉点为折算系数 W = 0.30，故家兔用药量为 0.30 × 30mg/kg = 9mg/kg，2kg 家兔用药量为 18mg。

（二）按体表面积换算

研究表明，药物的作用与体表面积关系更大，且血药浓度与体表面积成平行关系。按体表面积折算用药剂量较按体重更为精确。常用动物与人体表面积比值折算见表 2-2。

表 2-2　常用动物与人体表面积比值折算表

动物	小鼠（0.02kg）	大鼠（0.2kg）	豚鼠（0.4kg）	兔（1.5kg）	猫（2kg）	犬（12kg）	人（50kg）
小鼠（0.02kg）	1.00	7.00	12.25	27.80	29.70	124.20	332.40
大鼠（0.2kg）	0.14	1.00	1.74	3.90	4.20	17.30	48.00
豚鼠（0.4kg）	0.08	0.57	1.00	2.25	2.40	10.20	27.00
兔（1.5kg）	0.04	0.25	0.44	1.00	1.08	4.50	12.20
猫（2kg）	0.03	0.23	0.41	0.92	1.00	4.10	11.10
犬（12kg）	0.01	0.06	0.10	0.22	0.24	1.00	2.70
人（50kg）	0.003	0.02	0.036	0.08	0.09	0.37	1.00

例如，已知某药家兔静脉注射的最大耐受量为 2mg/kg，推算犬的最大耐受量。

查表 2-2 可知，兔与犬的体表面积比值为 4.50。1.5kg 家兔的最大耐受量为 2mg/kg × 1.5kg = 3.0mg，推算 12kg 犬的最大耐受量为 3.0mg × 4.50 = 13.50mg。取最大耐受量的 1/3 ~ 1/10 作为初试剂量。

（三）药物浓度与剂量的计算

单位溶液中所含药物的量叫作药物的浓度。药物浓度常用的表示方法有百分浓度、比例浓度和物质的量浓度三种表示方法。

1. 百分浓度　指每100ml溶液中所含有溶质的克数（质量分数）或毫升数（体积分数），用%（g/ml或ml/ml）表示。如1% KCl溶液指100ml溶液中含有KCl 1g；95%乙醇指100ml溶液中含有无水乙醇95ml。

2. 比例浓度　指用1g（或1ml）的溶质配制成X ml的溶液，用1∶X表示。如1∶1000乙酰胆碱溶液，指质量1g乙酰胆碱配制成1000ml的溶液。

3. 物质的量浓度　是一种常用溶液浓度的表示方法。指1L溶液中所含有溶质的量，常用单位为mol·L^{-1}。如NaCl分量是58.5，所以58.5克NaCl溶解在1L溶液中，浓度即为1mol/L。物质的量浓度在医学上已逐渐推广使用。

（四）溶液的配制

1. 在实验中，已知动物需要的给药量及单位体重用药容积数，配制相应浓度的药物。

例如：给家兔耳缘静脉注射氨基甲酸乙酯1g/kg，注射量为5ml/kg，应配制的药物浓度是多少？

计算方法：家兔给药1g/kg，且5ml/kg，也就是说5ml溶液内含药量1g，即0.2g/ml，100ml则需20g，故所配制的药物浓度为20%。

2. 溶液稀释换算过程中将高浓度溶液配制低浓度溶液时，应遵循"配制前后溶质量不变"的原则，因而溶液稀释时的公式为：$C_1V_1 = C_2V_2$，其中C为溶液浓度，V为溶液体积。

例如：现需配制10%葡萄糖溶液1000ml，需要40%的葡萄糖溶液多少毫升？

计算方法：将已知的各项数据带入公式中，$40\% \times V_2 ml = 10\% \times 1000ml$，可求得$V_2 = 250ml$。即需要40%的葡萄糖溶液250ml。

（五）药物剂量的计算

在动物实验中，注射给药都是以毫升为单位进行注射，即每千克体重给药多少毫升。而我们给药的量都是以每千克多少克（毫克）为单位进行计算，这时需要我们计算出每千克体重应注射多少毫升的药液量，以便于给药。

例如：小白鼠体重为20g，腹腔注射盐酸氯丙嗪8mg/kg，应注射0.08%盐酸氯丙嗪注射液多少毫升？

计算方法：0.08%药液表示100ml溶液中含有药物0.08g，即0.8mg/ml。由此可知，8mg/kg药物剂量相当的容积为10ml/kg。小白鼠体重为20g，即0.02kg，故所需药量计算为

$10mg/kg \times 0.02kg = 0.2ml$。

五、实验动物的保护

人类医学事业的发展离不开动物实验和实验动物。在现代医学中，任何新疗法、新药、新医疗器械的发明创造、推广应用，都必须先经过动物实验来验证其安全性、有效性。人类做动物实验获取科学数据成果时，实验动物却受到了不同程度的伤害，甚至死亡。动物实验和实验动物保护是相互联系、对立统一的关系。因此，人类在生产和使用动物过程中要维护动物福利，尽量排除各种不良因素对动物造成的过度伤害。为此，我国科学技术部在2006年发布了《关于善待实验动物的指导性意见》，在文件中对实验动物的保护和福利有了明确的要求和指导意见。

1. 实验动物的保护和福利是指在饲养、管理过程中，要保证动物能够实现自然行为，有清洁、舒适的生活环境，保证健康的食物和饮水，使实验动物受到良好的管理与照料，免遭不必要的伤害、折磨，避免或减轻疼痛和痛苦等。

2. 医学机能实验教学中，每年都要使用大量的实验动物。在实验教学中，我们要科学、合理规划使用实验动物数量，倡导"减少、替代、优化"的"3R"原则。减少（reduction）是指用最少量的动

物获取同样多的实验数据或者使用同样多的动物获取最大量的实验数据，用最少的动物数量达到实验目的。替代（replacement）是指使用低等级动物代替高等级动物，使用非活体实验材料物替代活体动物，随着科学技术的发展可以采用模拟实验软件替代一部分实验，或者用模拟软件来代替一部分动物进行药理实验。优化（refinement）是指通过改善动物设施、饲养管理和实验条件，优化实验设计方案，优化技术路线和实验手段，在实验过程尽量减少对动物机体的损伤，减轻对动物造成的疼痛和不安，保证实验结果的科学性和可靠性。

3. 在饲养和使用中不得戏弄或虐待实验动物。在抓取动物时，应态度温和，动作轻柔，应方法得当，避免引起动物的不安、惊恐、疼痛和损伤。在日常管理中，应对动物进行定期观察，若发现动物行为异常，及时查找原因，采取有针对性的措施予以改善。

4. 实验动物应用过程中，保持实验环境安静，避免无关人员进入，避免造成动物的惊恐。

5. 保定（用适当的方法或器具限制动物的行动）实验动物时，应遵循"温和保定，善良抚慰，减少痛苦和应激反应"的原则。保定器具应结构合理、规格适宜、坚固耐用，环保卫生，便于操作。在不影响实验的前提下，对动物身体的强制性限制减少到最低程度。

6. 在对实验动物进行手术、解剖或器官移植时，必须进行有效麻醉。术后恢复期应根据实际情况进行镇痛和有针对性的护理及饮食调理。

7. 处死实验动物时，须按照人道主义原则实施安死术（在没有惊恐和痛苦的状态下安静地、无痛苦地死亡）。处死现场，不宜有其他动物在场。确认动物死亡后，方可妥善处置尸体，不可把死亡动物与正常动物放置在一起。

8. 在不影响实验结果判定的情况下，应选择"仁慈终点，尽早阶段采取措施（给动物镇痛或实施安死术），尽量减少动物承受痛苦的时间"。

9. 灵长类实验动物的使用仅限于非用灵长类动物不可的实验。猿类灵长类动物原则上不予处死，因伤病不能治愈而备受煎熬的除外。实验结束后单独饲养至动物自然死亡。

第二节　实验动物的基本操作技术

一、实验动物的捉拿及固定

1. 青蛙和蟾蜍　捕捉时先将青蛙或蟾蜍背部贴在左手手掌内，用左手中指、环指、小指压住其左腹侧及两后肢，用拇指压住右前肢，用示指和中指夹住左前肢，这样将动物固定在左手上，用右手进行注射或操作（图2-13）。在捉拿蟾蜍时，不要挤压其两侧耳部毒腺（耳后腺），以免毒液溅入眼中。如需进行手术操作或长时间观察，可将其大脑和脊髓破坏，或将动物麻醉，用图钉将四肢钉于蛙板上固定（图2-14）。

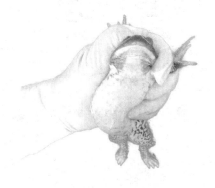

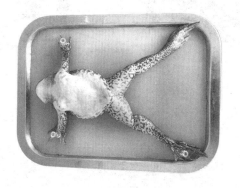

图2-13　蟾蜍的捉拿方法　　　　　　　　　图2-14　蟾蜍的固定方法

2. 小鼠 捕捉时用右手抓住小鼠尾部末端将小鼠提起，置于鼠笼盖上或粗糙台面上，轻轻向后拉鼠尾，当小鼠向前爬时，用左手拇指和示指抓住两耳和颈部皮毛，然后将小鼠腹部朝上，用环指和小指把鼠尾压在掌心内，将小鼠固定（图2-15）。另一种抓取方法只用左手一只手操作，先将鼠尾用拇指和示指抓住，然后用小指和手掌将鼠尾固定，用拇指和示指抓住颈背部皮肤，固定小鼠。这种固定方法常用于进行小鼠灌胃、肌内注射、腹腔注射和皮下注射等操作。如果进行尾静脉注射或取尾血，可将小鼠固定在小鼠固定器内进行操作。捉拿固定小鼠时要小心，提防被其咬伤。

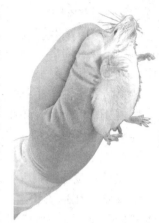

3. 大鼠 捉拿大鼠前要戴好防护手套，或用一块布盖在大鼠头部，右手抓其尾部末端提起，用左手拇指和示指抓住两耳及头颈部皮肤，余下三指紧捏住背部皮肤，将大鼠固定于左手掌中（图2-16）。注意捉拿动物要迅速，不要反复刺激大鼠，提防惹怒被其咬伤。此种捉拿方法常用于大鼠灌胃、肌内注射、腹腔注射和皮下注射等操作。如进行手术操作，需将大鼠麻醉后固定在大鼠固定板上。

图2-15 小鼠的捉拿方法

4. 豚鼠 豚鼠性情温顺，一般不伤人。捉拿时用右手轻轻扣住豚鼠背部，抓住其肩胛上方，以拇指和示指环握颈部，其余三指伸入腋下固定豚鼠。若豚鼠体积小，用一只手操作，若豚鼠体型较大或怀孕，可用另一只手拖住其臀部（图2-17）。

5. 家兔 捉拿家兔时用一只手抓住其颈背部皮肤，轻轻提起，另一只手托住其臀部（图2-18）。捉拿时切忌用手提兔耳。家兔的固定方法主要有两种，即固定箱固定和兔台固定。固定箱固定是将家兔放置在兔固定箱内，将两只兔耳露在固定箱外（图2-19），常用于耳血管注射、取血等；

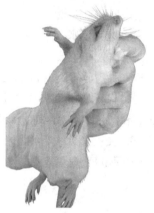

图2-16 大鼠的捉拿方法

兔台固定是将家兔麻醉后用粗棉绳将兔四肢捆绑固定在兔台上，头部可用固定夹固定，也可用一根粗棉绳牵引兔门齿系于兔台的铁柱上（图2-20），使家兔仰卧位固定在兔手术台上，此法常用于家兔急性实验的手术操作。

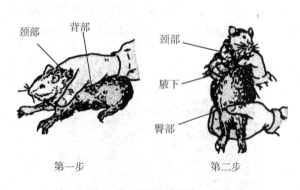

第一步　　　　　　　第二步

图2-17 豚鼠的捉拿方法

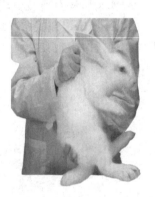

图2-18 家兔的捉拿方法

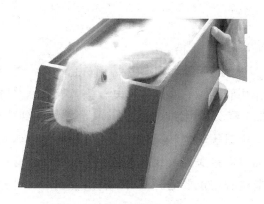

图 2-19　固定筒固定家兔

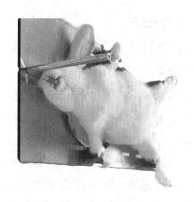

图 2-20　手术台固定家兔

6. 犬　用特制的长柄钳夹住犬的颈部或用长柄铁钩钩住犬颈部的项圈，套上嘴套，迅速拉紧绳结，将绳子在上颌打结，将其嘴缚住，再绕到下颌打一个结，最后将绳绕至颈后，在颈部打结以防脱落（图 2-21）。急性实验时，将犬麻醉后置于手术台上，仰卧位，四肢缚上绳带，前肢的两条绳带在犬背部交叉，将对侧前肢压在绳带下面，把绳带缚紧在手术台边缘的固定柱上，后肢的两条绳带直接缚紧在手术台边缘的固定柱上即可，头部用狗头夹固定或用棉绳将上颌骨固定在犬台的铁柱上。

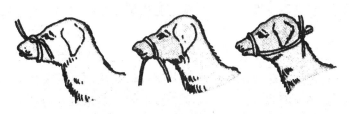

第一步上颌打结　　　第二步下颌打结　　　第三步颈后打结

图 2-21　犬嘴的捆绑方法

二、实验动物的麻醉

机能实验动物手术操作过程中，为了使动物保持安静状态，减轻动物肢体疼痛，便于手术进行，给动物行麻醉术是动物实验手术操作前一个重要环节。根据动物种类不同，实验要求不同应选取不同的麻醉方式、麻醉药物以及不同的给药剂量。实验动物的麻醉方法可分为全身麻醉和局部麻醉两种类型。

（一）局部麻醉 📱微课1

局部麻醉适用于手术范围小，要求动物清醒或浅麻醉状态下为减轻动物痛苦进行的麻醉。常用药物有 0.5% ~ 1.0% 普鲁卡因和 1% ~ 2% 利多卡因。常用的方法是需在手术的局部做环形浸润麻醉。注射时，固定好动物，在拟进行手术的局部区域，取皮内注射针，针头斜面紧贴皮肤，刺进皮内以后推注局麻药液，造成"橘皮样"皮丘，形成皮丘后换用长针头，由皮丘点进针，循切口方向将针头插入皮下，回抽注射器芯杆无回血时方可注药，边注射边向外拉出针头。第二针可从前一针所浸润区域的末端开始，直至切口部位完全浸润为止。注射局麻药液时应加压，使其在组织内形成张力性浸润，以增强麻醉效果。

局部麻醉时应注意：①给药前先回抽注射器芯杆，无血方可给药，防止麻药进入血管；②进针要缓慢，针头改变方向时要先将针头退至皮下；③注射药量不能超过极量。

（二）全身麻醉

根据给药途径和方式的不同，全身麻醉包括吸入麻醉和注射麻醉。

1. 吸入麻醉　最常用的麻醉药物是乙醚，可用于多种动物麻醉。其作用特点是起效快，对动物呼吸、血压无明显影响；麻醉深度易于控制、较安全、作用时间短、麻醉后恢复较快。吸入麻醉适用于时间短的手术和实验。对犬进行吸入麻醉时，应给犬带上嘴套，用纱布盖住嘴套，将乙醚滴到纱布上，一边滴一边观察犬的状态，直至麻醉。对家兔、大鼠、小鼠等动物麻醉时，将浸有乙醚的棉球或纱布团放在装有动物的干燥容器内，当动物吸入乙醚倒下后，即进入麻醉状态。在麻醉过程中应密切关注动物的反应，防止吸入麻药过多导致动物死亡。在实验过程中也要随时观察动物反应，需要时适当追加乙醚的吸入量，以维持动物麻醉直到手术结束。

2. 注射麻醉　常用的注射方法有静脉注射、肌内注射和腹腔注射。静脉注射麻醉适合犬、家兔等易于静脉穿刺的动物。静脉注射麻醉起效快、兴奋期短，可根据动物反应随时调整给药速度，易于控制给药量，适用于时间较长的手术和实验。麻醉时，总药量的前1/3应快速给予，让动物快速、顺利地度过兴奋期。然后缓慢注入剩余2/3的药量，且在注射的同时还要一边给药一边观察动物的反应。如果动物已进入麻醉状态，即使理论剂量没达到也要停止给药，以防麻醉过深。动物的健康状况、年龄等都会影响给药剂量和麻醉效果，因此，静脉注射麻醉时应视具体情况随时调整麻醉药的剂量。腹腔注射常用于大鼠、小鼠、豚鼠等动物麻醉。肌内注射和腹腔注射均存在吸收过程，起效慢，不易掌握麻醉深度。

3. 麻醉效果的判断　动物麻醉效果直接影响实验的顺利进行。麻醉过深会因抑制呼吸中枢、心血管中枢导致动物死亡。麻醉过浅，动物在实验过程中会兴奋挣扎，影响实验结果的观察。成功实验的第一步是正确判断动物的麻醉程度和效果。动物麻醉适中的状态是肌张力消失，角膜反射消失，呼吸深、慢、平稳，皮肤刺激反应消失。

4. 不同注射麻醉药的给药途径和剂量见表2-3。

表2-3　常用注射麻醉药的用药途径和用药剂量

麻醉药	适用动物	给药途径	用药剂量（mg/kg）	药物浓度（%）	用药量（ml/kg）	作用特点
戊巴比妥钠	犬、兔	静脉	30	3	1.0	作用强，易抑制呼吸可作用2~4h，中途加1/5量可维持1h以上
		腹腔	40~50	3	1.4~1.7	
	鼠	腹腔	40~50	2	2.0~2.5	
氨基甲酸乙酯	犬、兔	静脉	750~1000	20	3.8~5.0	适用于小动物麻醉，毒性小，可作用2~4h
	鼠	腹腔	1250	10	12.5	
巴比妥钠	兔	腹腔	200	5	4.0	麻醉诱导期长，不易控制，可作用2~4h
	鼠	皮下	200	2	10	

三、急性动物实验常用的手术方法

哺乳动物手术分几个方面进行操作，现以家兔为例介绍急性动物实验中常进行的手术操作。

（一）剪毛

用哺乳动物进行实验，先把动物麻醉、固定后，在皮肤切口前，选定要进行手术部位的区域将动物的长毛剪去，暴露出皮肤，才能开始手术。剪毛时要注意以下几个方面。

1. 范围选定　要比手术范围大，利于操作。

2. 剪刀选择　用弯头剪毛剪，不能用直剪刀，更不要用眼科剪。

3. 剪毛方法　逆毛的生长方向剪，剪毛剪的凸面贴近压紧皮肤，不可用手提起被毛。

4. 剪下毛的处理　为了避免剪下的兔毛到处飞扬，应将兔毛放入盛有水的垃圾盆中，以兔毛污染环境。

（二）切开皮肤、皮下组织和止血

1. 做切口前确定好切口的部位和深度。切口的长度可根据手术需要来确定，大小要适中。切口过大，对动物损伤严重；过小，影响手术视野。做切口的方法有以下两种。

（1）用手术刀切开切口。操作时，术者用左手拇指和示指将预切口顶端皮肤撑开固定，右手持手术刀，以适当的力量，一次全线切开皮肤及皮下组织直至肌层。用手术刀柄或止血钳钝性分离皮下组织，暴露肌肉。如果肌纤维走向和切口方向一致，用止血钳钝性分离肌肉至需要长度，如果不一致，需将肌肉两端结扎后再将肌肉横行切断。

（2）用剪刀剪开切口。操作时，在需要手术部位正中，由助手用两把止血钳提起皮肤，术者用组织剪剪一切口，然后把剪刀伸到皮下向两端分离皮肤和皮下组织，再用剪刀剪开皮肤，用止血钳夹住皮肤切口边缘，暴露手术视野，进一步分离皮下组织和肌肉至手术需要长度。

2. 在手术过程中要注意及时止血，否则会造成手术视野模糊，组织变色，妨碍手术操作。常用的止血方法有以下几种。

（1）如果组织轻微渗血，可用温热盐水纱布压迫、吸收性明胶海绵覆盖或电凝等方法止血。

（2）较大血管出血，应先用止血钳夹住出血点，再结扎止血。

（3）骨组织出血，先擦干创面，再用骨蜡填充堵塞止血。

（4）肌组织出血要将血管与肌肉一同结扎止血。

（三）神经和血管的分离

神经和血管比较娇嫩，易损伤。在操作过程中术者要耐心细致，动作轻柔。分离前要明确其解剖位置及其与周围组织器官的关系。辨明所要分离的神经和血管后再进行分离。分离时应掌握先神经后血管，先细后粗的原则。

在机能实验中，最常分离的神经为迷走神经、交感神经和减压神经。这三条神经和颈总动脉一起包裹在颈总动脉鞘内。其特点是：迷走神经最粗，位于颈总动脉外侧，外观最白；减压神经最细（细如发丝）；介于二者之间的为交感神经，位于颈总动脉内侧，呈浅灰色。

分离神经和血管时应注意以下几点。

1. 分离大的神经和血管之前，要用纹式止血钳将其周围的结缔组织分离开，然后再进行分离。

2. 分离小的神经和血管要用玻璃分针和眼科镊子小心分离。

3. 不可用止血钳或镊子夹持血管和神经。

4. 在实验过程中要注意防止神经干燥，可在创口上盖一块盐水纱布，或在创口内加适量的液状石蜡（37℃左右），使神经浸泡其中。

5. 分离好的血管和神经下方要用浸了生理盐水的丝线穿上备用，以便结扎和刺激所用。

（四）各种插管术 e 微课2 e 微课3 e 微课4 e 微课5

1. 气管插管术

（1）动物麻醉、固定在手术台上、剪去颈前区被毛。

（2）在喉部下缘至胸骨上缘之间，没正中线切开颈部皮肤做一切口，长度5~7cm。用止血钳沿中线纵向分离皮下组织，暴露胸骨舌骨肌。

（3）术者用左手拇指和示指固定气管，右手持止血钳，将止血钳插入左右两侧胸骨舌骨肌之间，沿正中线顺肌纤维走行方向做钝性分离，分开肌肉，暴露气管。继续钝性分离将气管两侧及背面的结缔组织分开，游离气管，在气管下方穿一丝线备用。

（4）术者用左手提起丝线，用右手在喉头下方 2～3cm 处的气管两软骨环间剪一个横切口，约是气管直径的 1/3，再向头端作一小的纵切口，使切口呈倒 T 形，将大小合适的"Y"形玻璃管沿着向心端方向插入气管，用事前穿好的丝线在切口下方将气管连同插管一起结扎，并将结扎线绕过"Y"形气管插管分叉处再结扎，以防插管滑脱。

（5）插好气管插管后观察家兔状态。如果气管内有分泌物或血液，应及时清除或重新插管。如果插管后动物突然出现呼吸急促，可能有异物堵塞插管口或气道不畅，应拔下插管及时进行处理。

2. 颈动脉插管术　测量动脉血压或放血用。

（1）游离颈总动脉　术者用左手拇指、示指捏起颈部切口皮缘和部分颈前肌肉稍向外侧牵拉，同时中指和环指从外面将其轻轻顶起，即可清晰显露出深部肌肉组织内的颈动脉鞘结构。右手持玻璃分针沿颈总动脉走行方向轻轻划开包裹动脉鞘结缔组织，靠近锁骨端游离颈总动脉 3～4cm，并在其下方穿两根线备用。

（2）颈总动脉插管　将颈总动脉远心端用一条线结扎（尽量靠近头端），近心端用动脉夹夹住，另一条线置于结扎部位与动脉夹之间备用，中间分离的动脉长度足够插管用。术者将左手示指放在动脉下并将其托起，右手持眼科剪在靠远心端结扎线处与动脉呈 45°向心方向剪一小口，剪口的大小以颈总动脉直径的 1/3～1/2 为宜，然后将连有三通的动脉插管插入（插管内充满肝素）颈总动脉。插入后用手捏住动脉和插管，小心拿下动脉夹将插管继续插入 3～4cm，然后用备用线将动脉和动脉插管系一起。结扎线不能过松，也不能过紧。过松动脉会滑脱，过紧动脉会结扎死，影响血流。最后用远心端的结扎线围绕导管打结处打结，再将两根结扎线对系，固定导管，以防滑脱。

3. 颈外静脉插管术　颈外静脉插管常用于注射、输液和测量中心静脉压。

（1）分离颈外静脉　术者用左手拇指和示指捏起颈部切口皮缘（不要捏住肌肉），将之向外侧牵拉，同时中指和环指从外面将皮肤微微顶起，使其稍微外翻，右手用玻璃分针将颈部肌肉向里侧推，即可清晰显露附着于皮下的颈外静脉（紫蓝色，较粗）。用蚊式止血钳或玻璃分针沿颈外静脉走行方向钝性分离其周围的结缔组织，游离颈外静脉 2～3cm，并在其下方穿两根丝线备用。

（2）颈外静脉插管　用动脉夹夹闭静脉向心端，这时静脉由于血流受阻而充盈，此时将远心端用一条线结扎。术者用左手示指托起充盈的静脉，右手用眼科剪在远心端靠近结扎线附近将静脉剪一个小斜切口（剪刀与静脉呈 45°），切口大小约是颈外静脉直径的 1/3～1/2，然后将充满肝素的静脉插管插入静脉并结扎固定（方法同颈总动脉插管）。导管插入长度应根据需要而定，一般以 3～4cm 为宜，如需测量中心静脉压，应插入 5～7cm，此时导管口在上腔静脉近右心房入口处。

4. 股动脉、静脉插管术　股动脉用于放血，股静脉用于输血、输液及注射药物。

（1）动物麻醉后固定于手术台上，剪去腹股沟处的被毛。

（2）切开皮肤　术者在股三角的位置，先用手指触摸股动脉搏动，辨明股动脉的位置及走向。沿着股动脉走行方向剪开皮肤 4～5cm。

（3）分离股部浅筋膜和肌肉　用蚊式止血钳沿血管走行方向钝性分离皮下组织、筋膜和肌肉。家兔腹部浅筋膜较薄，易分离。继续分离肌肉及深部筋膜，即可暴露股三角区。股三角区由腹股沟韧带、缝匠肌、长收肌围成。股动脉、股静脉和股神经通过此区域。一般股动脉在背外侧，呈粉红色，壁较厚，有搏动，可被股静脉掩盖；股静脉在股动脉腹内侧，呈蓝色，壁较薄，较粗，无搏动感；股神经位于股动脉背外侧。

（4）股动脉、股静脉的分离　用玻璃分针或眼科镊分离股部血管鞘，先分离股神经，再分离血管间的结缔组织，游离股动脉、股静脉，穿线备用。

（5）股动脉、股静脉插管　方法同颈动脉插管、颈静脉插管。

5. 输尿管插管术

（1）动物麻醉后固定于手术台上，剪去耻骨联合上方腹中间部被毛。

（2）切开腹部皮肤和肌肉在耻骨联合上方沿正中线用剪刀剪开皮肤和浅筋膜 4～5cm，可见腹白线。助手用两把止血钳夹持腹白线两侧肌肉，提起腹壁，术者用组织剪在耻骨联合上缘 0.5cm 处腹白线上剪开腹壁约 0.5cm 小口，助手再用止血钳夹住切口边缘并提起，术者用组织剪沿腹白线向上剪开腹壁 4～5cm，暴露膀胱。

（3）分离输尿管将膀胱牵拉出腹腔，如果膀胱充盈，可用注射器抽出尿液。将膀胱向上翻转，在膀胱背侧找到输尿管进入膀胱的部位即膀胱三角处，用玻璃分针或蚊式止血钳分离双侧输尿管 1.5cm，并在其下方分别穿两根手术线备用。

（4）输尿管插管用一根线将输尿管膀胱端结扎，术者用左手拇指和中指提起结扎线，示指托起输尿管，右手持眼科剪在结扎线处向肾脏方向剪一"V"形小口（剪刀与输尿管呈 45°），剪口约为输尿管直径的 1/2，然后将充满生理盐水的输尿管导管向肾脏方向插入 2～3cm，用备用线结扎、固定。

（5）注意事项　插管完成后，为保持腹腔温度，可用温热（38℃左右）生理盐水纱布覆盖腹部切口。如果需要长时间收集尿液，可做腹腔缝合，关闭腹腔，也可用皮肤钳夹住腹腔两侧切口关闭腹腔。

6. 膀胱插管术

（1）动物麻醉后固定于手术台上，剪去耻骨联合上方腹中间部分被毛。

（2）切开腹部皮肤和肌肉　在耻骨联合上方沿正中线用剪刀剪开皮肤和浅筋膜 4～5cm，可见腹白线。沿腹白线剪开腹壁肌肉层组织（切口下缘在耻骨联合上沿），暴露膀胱。

（3）膀胱插管　将膀胱轻轻牵拉出腹腔，膀胱顶部血管少的位置，助手用两把止血钳夹持膀胱壁并轻轻提起，术者用组织剪在膀胱顶部剪一小口，将充满生理盐水的膀胱插管插入膀胱，然后将膀胱顶部与插管一同结扎固定，可通过此插管收集尿液。

四、实验动物的处死

急性动物实验结束后常需将实验动物处死，或由于实验需要取内脏、组织等特殊操作后也要将动物处死。实验动物的处死方法很多，应根据实验目的、动物品种（品系）等不同因素，选择不同的处死方法。处死实验动物原则是既要保证实验人员的安全，又要尽可能地减少实验动物的痛苦。常用的实验动物处死方法如下。

1. 颈椎脱臼法　是大、小鼠常用的处死方法。将鼠放在鼠笼盖或粗糙表面上，一只手抓住鼠尾，另一只手的拇指和示指迅速向下按住鼠头，用力稍向后上方拉鼠尾，使之颈椎脱臼，从而造成鼠脊髓与脑髓断离，鼠就会立即死亡。

2. 断头法　适用于小鼠、大鼠。用左手固定动物肩胛部，右手持剪刀在鼠颈部垂直将其头剪掉，由于动物脑脊髓离断且大量失血而死亡。目前国外多采用断头器断头法处死动物。将动物颈部放在断头器的铡刀处，缓慢放下刀柄，当接触到动物后，用力按下刀柄，将动物头和身体完全分离。断头时有血液溅出，应注意。

3. 打击法　适用于小鼠、大鼠和豚鼠。右手抓住鼠尾将动物提起，用力摔击鼠头部或用小木槌用力击打鼠头部，致鼠死亡。

4. 空气栓塞法　适用于兔、猫、狗等大型动物。将一定量的空气，经静脉快速注入动物体内，使动物肺动脉或冠状动脉出现空气栓塞，从而引起血液循环障碍、休克、死亡。一般猫、兔等动物的空气静脉注入致死量为 10~40ml，狗由前肢或后肢皮下静脉注入空气的致死量为 60~140ml。

5. 急性失血法　该方法是一次性使动物失去大量的血液，致使动物急性大出血、休克、死亡。豚鼠、家兔用粗针头一次采取大量心脏血液；鼠可通过眼眶动、静脉大量放血；狗和猴等在麻醉状态下，用颈动脉、股动脉或腹主动脉插管或剪断血管放血。该处死法的优点为动物十分安静，痛苦少，对脏器无损害。

6. 过量麻醉处死法　此方法是使动物吸入过量的乙醚或注射大量非挥发性麻醉药（用药量一般为深麻醉时的 3 倍），使动物神经中枢过度抑制而致死。

7. 二氧化碳中毒致死法　适合于小鼠。该方法是将小鼠放在二氧化碳处死箱中，使小鼠因缺氧而失去意识，达到无疼痛死亡，是目前最广泛应用的处死小鼠的方法。

8. 破坏大脑及脊髓　适用于蟾蜍、蛙等。方法详见本章第三节"蛙坐骨神经 – 腓肠肌标本的制备"中"破坏脑和脊髓"。

第三节　常用离体标本的制备

一、两栖类动物离体标本的制备

（一）蛙坐骨神经 – 腓肠肌标本的制备

1. 抓取和固定　取蟾蜍一只，用清水冲洗干净。左手握住蟾蜍，腹部对着手掌。用左手示指压住其头部前端，拇指按压背部，使蟾蜍头前俯，使头后缘拱起（图 2 – 22）。

2. 破坏脑和脊髓　右手持刺蛙针，从头前端沿中线向尾端轻轻划触，刺蛙针会触及一凹陷，此凹陷即为枕骨大孔。将刺蛙针由枕骨大孔处垂直刺入到达椎管后，再将刺蛙针尖端折向头部方向刺入颅腔，在颅腔内搅动，捣毁脑组织。然后将刺蛙针退至枕骨大孔处，将刺蛙针反向刺入椎管捣毁脊髓。如果蟾蜍的四肢（特别是下肢）先强直后松软，或伴有呼吸消失、尿失禁，表明脑和脊髓已被完全破坏，否则应按上述方法重新进行捣毁。

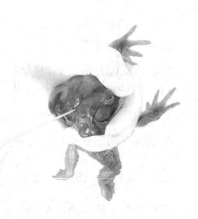

图 2 – 22　蛙脑和脊髓的破坏方法

3. 剪除躯干上部及内脏　左手握住蟾蜍脊柱，使蟾蜍头及内脏自然下垂，右手持粗剪刀，在骶髂关节水平以上 1cm 处横断脊柱（图 2 – 23）。沿脊柱两侧剪开腹部皮肤肌肉（注意勿伤及神经），并将蟾蜍的躯干上部与内脏一并剪除。仅保留腰骶段脊柱及双后肢，在脊柱两旁可见到坐骨神经丛（呈灰白色，见图 2 – 24）。

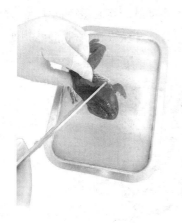

图 2 – 23　横断脊柱

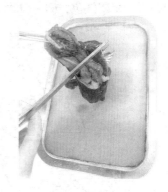

图 2 – 24　剪除躯干上部及内脏

4. 剥去皮肤　左手持大镊子夹住脊柱断端（勿触碰神经），右手捏住断端皮肤边缘，逐渐向下牵拉，剥掉后肢皮肤，将标本放在表面皿中（表面皿中事先盛有任氏液，见图 2 – 25）。为防止蟾蜍皮肤分泌物对标本产生影响，及时清洗双手及用过的器械。

5. 分离两腿　左手用镊子提起标本，右手用粗剪刀将脊柱沿正中线将其剪为两半，并从耻骨联合中央处剪开两侧大腿（勿剪偏，否则会伤及坐骨神经），将标本浸于盛有任氏液的表面皿中。

6. 游离坐骨神经　取一侧后肢，先将蟾蜍腹面向上置于蛙板上，用玻璃分针沿脊柱两侧分离腹腔部的坐骨神经；然后将标本背侧向上，用蛙钉将后肢固定于蛙板上。在股二头肌与半膜肌之间的肌缝处（坐骨神经沟）纵向分离坐骨神经的大腿部分，使之完全暴露，直至腘窝处。用玻璃分针划开梨状肌及其周围的结缔组织后，将坐骨神经所有分支用眼科剪剪断。

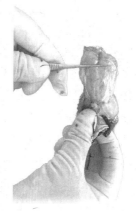

图 2 – 25　剥去皮肤

用粗剪刀剪去脊柱多余部分和股骨上端的 1/3 股骨和肌肉，仅保留与坐骨神经相连的一小块脊柱。

7. 分离腓肠肌　用玻璃分针或镊子将腓肠肌跟腱分离，并穿丝线结扎，在结扎处下端剪断跟腱。用左手持线轻轻提起腓肠肌，用眼科剪剪去腓肠肌周围的组织直至与膝关节处，保留腓肠肌起始端与骨联系。

8. 完成坐骨神经 – 腓肠肌标本的制作　用粗剪刀剪去膝关节下除腓肠肌外全部小腿，留下的即是坐骨神经 – 腓肠肌标本，将制好的标本浸入盛有新鲜任氏液的表面皿中备用（图 2 – 26）。

（二）离体蛙心灌流标本的制备

1. 抓取和固定　方法详见本章"蛙坐骨神经 – 腓肠肌标本的制备"。

2. 破坏脑和脊髓　方法详见本章"蛙坐骨神经 – 腓肠肌标本的制备"。

3. 暴露心脏　将蟾蜍用蛙钉仰卧位固定在蛙板上，用镊子提起胸前区皮肤，从剑突下向上剪开胸部皮肤，切口呈"V"形，提起剑突，将手术剪刀伸入胸腔内，紧贴胸壁（避免损伤心脏和血管）向外上方剪开胸壁至锁骨下，用粗剪刀剪断两侧锁骨，剪掉胸骨，打开胸腔，暴露心脏。用眼科镊子轻轻提起心包膜，再用眼科剪将之剪开，使心脏暴露于心包膜外。

4. 蛙心脏结构　蟾蜍心脏有两个心房、一个心室。腹面观可见心室上方连着主动脉干，其根部膨大

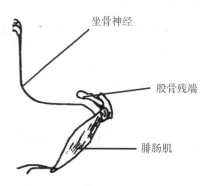

坐骨神经

股骨残端

腓肠肌

图 2 – 26　坐骨神经 – 腓肠肌标本

部分称为动脉圆锥。动脉向上分成左右两支，分别称为左主动脉和右主动脉。将心脏翻向头端，背面观可见两心房下端膨大，呈紫红色，称为静脉窦，为蛙心的正常起搏点（图2-27），与后腔静脉相连。

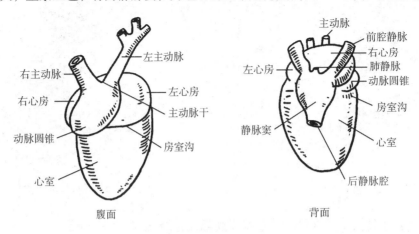

图2-27 蛙心解剖结构

5. 心脏插管与固定 在主动脉干下方和左主动脉下方各穿一根线备用。将左主动脉下方穿的线，于左主动脉上端结扎。左手持结扎线牵引，右手持眼科剪，在靠近结扎结的近心端剪一小斜口，再将装有任氏液的蛙心插管从此口插入。当插管头到达动脉圆锥后稍稍退出，然后转向心室中央方向，沿着主动脉球后壁在心室收缩时插入心室（图2-28）。如果插管内的液面随心室的缩舒而上下波动，用主动脉干下的线将插管和血管壁系紧，并将丝线绕在蛙心插管的侧钩上再一次系上，以防心脏从插管上滑脱。如液面未随心室的缩舒而上下波动，则需要重新插管。

6. 游离心脏 轻轻提起蛙心插管，用眼科剪将左、右主动脉剪断，在心脏下方穿一根线，将静脉窦与腔静脉交界处结扎（勿伤及静脉窦），在结扎线的外侧剪断所有组织，使蛙心游离出来。反复更换插管内的任氏液，直到插管内无血液残留为止。将蛙心插管固定在铁架台上备用。

二、哺乳类动物离体消化道平滑肌标本的制备

消化道平滑肌具有自动节律性的特性。离体后，只要环境适宜，仍能进行自主的节律性运动。

1. 动物选取 通常用家兔、豚鼠、大鼠和小鼠等动物。

2. 标本制备 动物禁食24小时。为避免麻醉或出血对胃肠功能造成影响，将动物击头致晕。立即打开腹腔，取出十二指肠或回肠，去除附着的系膜或脂肪等组织，放入冷营养液中，先用注射器冲洗肠内容物，然后剪取1.5cm长度肠管，两端结扎备用。

3. 注意事项 操作时动作要轻柔，实验时需根据不同动物的组织选取不同的营养液。

（兰凤英）

图2-28 蛙心插管

第三章　机能学实验常用的实验器材与设备

第一节　机能学实验常用的手术器械

机能学实验中常用的实验动物有哺乳类和两栖类动物。动物实验中的手术器械种类很多，但有一些常用的手术器械基本与人类外科手术器械相同。手术器械的正确使用是动物手术顺利进行的必要保证。下面介绍一些常用动物手术器械及正确使用方法。

一、哺乳类动物手术器械

1. 手术刀　主要用于切开皮肤和解剖动物组织，由刀片和刀柄组成。根据切口的位置和大小采取不同的执刀法。常用的执刀法有四种（图3-1）。

（1）执弓式　常用于范围较大的颈部、腹部或股部的皮肤切口。

（2）执笔式　常用于短距离精确的切口，如解剖血管、神经，或者腹膜切开。

（3）握持式　常用于做范围较广、较用力地切口。

（4）反执式　常用于挑开组织，使用时刀刃朝上，以免损伤深部组织。

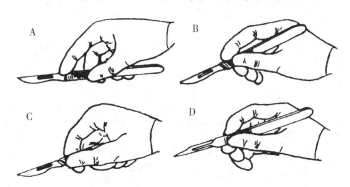

图3-1　执刀方法
A. 执弓式　B. 执笔式　C. 握持式　D. 反执式

2. 剪刀　实验中常用的剪刀是手术剪，有直、弯之分，直剪刀常用来分离无血管的组织、剪断软组织，急性实验中也用来剪开皮肤。弯剪刀的尖部平钝，常用来剪毛，使用时自然落下，逆毛生长的方向操作。眼科剪个体较小，用于剪血管、神经、组织筋膜，不可用于剪皮肤。执剪姿势为用大拇指和环指握住两个柄环，示指抵住剪轴上方（图3-2）。

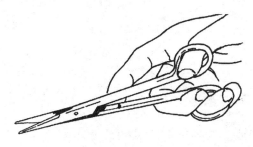

图3-2　执剪方法

3. 镊子 主要用于夹捏组织或牵拉切口处的皮肤。眼科镊常用于夹捏细软组织。手术镊又根据不同功能分为直、弯，圆、尖，大、小，有齿、无齿之分。有齿镊用于夹持较坚韧或较厚的组织，夹捏牢固，不容易损伤组织；无齿镊用于夹持血管、神经较细嫩的组织。正确的持镊方法类似于执笔式（图 3 - 3）。

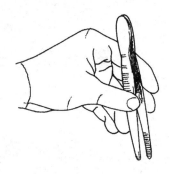

图 3 - 3 执镊方法

4. 止血钳 止血钳是实验中常用的手术器械（图 3 - 4），除用于夹住出血血管止血外，还可用于提拉皮肤、分离组织和穿引缝线等。止血钳有多种型号，有长短、弯直之分，其中用于分离小血管及结缔组织的蚊式钳最为常用。持止血钳的姿势与持剪姿势相同。

5. 咬骨钳 咬骨钳有剪刀式和小碟式（图 3 - 4），用于打开颅腔、骨髓腔时咬切骨质。为防止骨渣伤及骨内组织，使用时切勿拧扭、撕拉。

6. 颅骨钻 颅骨钻用于开颅时钻孔用（图 3 - 4）。使用时钻头与骨面垂直，沿着一个方向旋转。

7. 动脉夹 动脉夹用于夹闭动脉，阻断动脉血流（图 3 - 4）。

8. 玻璃分针 玻璃分针有直头和弯头之分，尖端圆滑，用于分离神经和血管（图 3 - 4）。使用前要检查玻璃分针是否破损，以免造成组织损伤。持玻璃分针的姿势为执笔式。

9. 气管插管 气管插管是一种 Y 形管，是哺乳类动物急性实验时插入气管内用于保持动物呼吸道通畅的管道（图 3 - 4）。

10. 血管插管 血管插管用于动、静脉插管。一端连着三通或压力换能器，一端插入动脉或者静脉。为防止血液在管内发生凝固，插管前管内要充满肝素生理盐水。动脉插管还可以放血用，静脉插管也可以用于注射药物和溶液。

11. 三通阀 三通阀连在动、静脉插管的一端，用于控制液体流动方向。

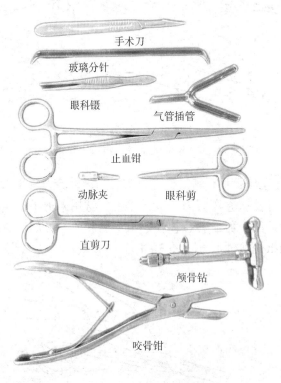

手术刀

玻璃分针

眼科镊

气管插管

止血钳

动脉夹

眼科剪

直剪刀

颅骨钻

咬骨钳

图 3 - 4 哺乳类动物手术器械

二、两栖类动物手术器械

1. 剪刀　粗剪刀尖端较粗，易于着力，常用于剪断蛙的骨骼、脊柱等较硬的组织。手术剪用于剪皮肤和肌肉等软组织。小剪刀用于剪神经和血管等柔软组织的精确操作。

2. 小镊子　眼科镊常用于夹捏细软组织。

3. 刺蛙针　用于破坏蛙类的脑和脊髓。

4. 蛙心夹　一端连接张力换能器，另一端连接蛙的心尖，实验时记录蛙心脏的舒缩功能。

5. 蛙板　蛙板有木质、玻璃和硅胶蛙板。为了便于实验用以固定蛙类动物，使用时可用大头钉将蛙类的四肢钉在蛙板上。

6. 玻璃分针　玻璃分针尖端圆滑，用于分离神经和血管。

两栖类动物手术器械见图3－5。

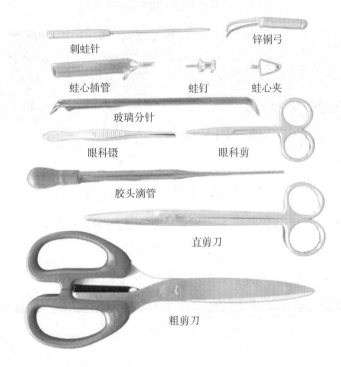

图3－5　两栖类动物手术器械

第二节　机能学实验常用的设备

一、生物机能实验系统

1. 系统简介　生物机能实验系统由计算机、系统硬件和生物信号采集与分析软件三部分构成。系统硬件是一台程序可控的，带4通道生物信号采集与放大功能、集成程控刺激器于一体的设备；系统软件利用计算机的图形显示与数据处理功能，可同时显示4通道采集到的生物电信号或张力、压力等生物非电信号的波形，并可对实验数据进行存储、分析及打印。

该系统完全替代了原有的由放大器、示波器、记录仪、刺激器等仪器所构成的生物信号观测系统，并且功能更加强大与灵活，可适用于学校和科研单位进行生理、药理、毒理和病理等教学和科研实验，并能完成实验数据的分析及打印工作。

2. 系统硬件　生物机能实验系统硬件面板（图3－6）具有四个性能相同的生物信号输入口（可连接换能器和引导电极），一个全导联心电输入口，一个刺激输出口，一个记滴输入口，一个触发输入口，一个指示灯6个部分。

生物机能实验系统硬件背面（图3-7）具有电源开关、电源插座、接地柱、监听输出和USB接口5个部分。

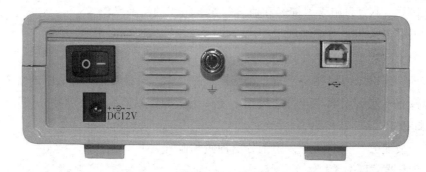

图3-6　生物机能实验系统硬件面板

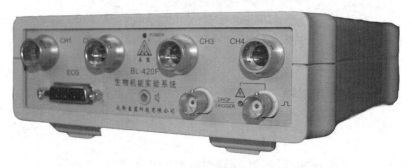

图3-7　生物机能实验系统硬件背面

3. 软件的启动及退出　双击电脑屏幕上生物机能实验系统的图标，进入主界面（图3-8）。在主界面上，选择"文件"菜单中的"退出"命令即可退出软件。

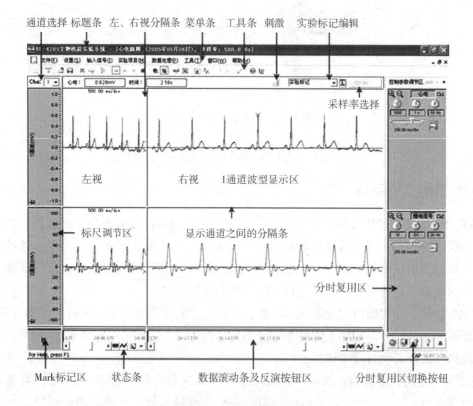

图3-8　生物机能实验系统软件主界面

4. 主界面介绍 主界面是用户与生物机能实验系统打交道的手段。为了快速顺利地完成机能实验，熟悉主界面上各个部分的用途，正确运用主界面上各部分功能非常重要。主界面从上到下依次分为：标题条、菜单条、工具条、波形显示窗口、数据滚动条及反演按钮区、状态条六个部分；从左到右主要分为：标尺调节区、波形显示窗口和分时复用区三个部分（图3-8）。

主界面上各部分功能见表3-1。

表3-1 生物机能实验系统软件主界面各部分的功能

名称	功能	备注
标题条	显示 TM_ WAVE 软件的名称及实验相关信息	软件标志
菜单条	显示所有的顶层菜单项，您可以选择其中的某一菜单项以弹出其子菜单。最底层的菜单项代表一条命令	菜单条中一共有8个顶层菜单项
工具条	一些最常用命令的图形表示集合，它们使常用命令的使用变得方便与直观	共有22个工具条命令
左、右视分隔条	用于分隔左、右视，也是调节左、右视大小的调节器	左、右视面积之和相等
特殊实验标记编辑	用于编辑特殊实验标记，选择特殊实验标记，然后将选择的特殊实验标记添加到波形曲线旁边	包括特殊标记选择列表和打开特殊标记编辑对话框按钮
标尺调节区	选择标尺单位及调节标尺基线位置	
波形显示窗口	显示生物信号的原始波形或数据处理后的波形，每一个显示窗口对应一个实验采样通道	
显示通道之间的分隔条	用于分隔不同的波形显示通道，也是调节波形显示通道高度的调节器	4/8 个显示通道的面积之和相等
分时复用区	包含硬件参数调节区、显示参数调节区、通用信息区、专用信息区和刺激参数调节区五个分时复用区域	这些区域占据屏幕右边相同的区域
Mark 标记区	用于存放 Mark 标记和选择 Mark 标记	Mark 标记在光标测量时使用
时间显示窗口	显示记录数据的时间	在数据记录和反演时显示
数据滚动条及反演按钮区	用于实时实验和反演时快速数据查找和定位，可同时调节四个通道的扫描速度	
切换按钮	用于在五个分时复用区中进行切换	
状态条	显示当前系统命令的执行状态或一些提示信息	

5. 常用功能介绍

（1）实验项目的选择 生物机能实验系统预设了一些实验项目，实验项目菜单由肌肉-神经实验、循环实验、呼吸实验、消化实验、感觉器官实验、中枢神经实验、泌尿实验、药理学实验模块和病理生理学模块九部分构成，每一组实验项目下还包含若干个具体的实验模块，我们可根据需要选择一个实验模块进行实验，打开该模块系统自动设置该实验所需的各项参数，包括采样通道、采样率、增益、时间常数、滤波以及刺激器参数等，并且自动启动开始采集数据。

（2）视及其调节 视是用于观察生物波形信号的复合显示窗口，是主界面的一个重要组成部分，包括波形显示窗口和辅助窗口。每一个视均包含有6个子窗口，分别是：时间显示窗口（用于显示记录数据时间）、4个通道的波形显示窗口（每个通道对应于一个波形显示窗口）、数据滚动条及反演按钮区（用于数据定位和查找）。拖动左、右视分隔条，可将视调整为单视显示或双视显示。当左、右视分隔条在最左侧或最右侧时，显示为单视显示，当左、右视分隔条在中间任意位置时，显示为双视显示。左、右视所占区域的总面积是固定的，可通过调整左、右视分隔条的位置来改变左、右视所占区域比例的大小。在实时实验过程中，右视观察即时出现的波形，左视观察超出右视以外记录的波形，在不暂停或停止实验的情况下，可以观察到本次实验中任何时段的波形，在数据反演时，可以利用左、右视比较不同时段或不同实验条件下的波形。

（3）实验标记的编辑与标记 实验标记编辑区包括实验标记编辑组合框和打开实验标记编辑对话框两个项目（图3-9）。在实验标记编辑组合框中，既可以从中选择已有的实验标记，也可以按照自己的需要随时输入，然后按"Enter"键确认新的输入，新的输入自动加入到标记组中。单击打开实验标记编辑对话框按钮，将弹出"实验标记编辑对话框"，可以在这个对话框中对实验标记进行预编辑，包括增加新的实验标记组，增加或修改新的实验标记；或直接从中选择一个预先编辑好的实验标记组自动添加到特殊实验标记编辑组合框中。

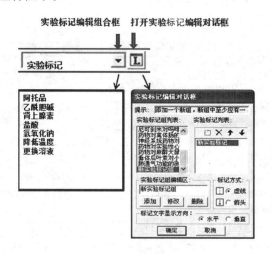

图 3 - 9　实验标记编辑区

特殊实验标记组的添加、修改和删除由对话框中"添加""修改"和"删除"三个对应功能按钮完成。添加按钮用于添加一组新的特殊实验标记组，当按下"添加"按钮后，将在实验标记组列表的最下方出现一个以蓝底白字形式显示的"新实验标记组"选项，表示它为当前选中的实验标记组，同时在实验标记列表中自动为该实验标记组添加一个名为"新实验标记"的新标记，此时在实验标记组编辑区中也显示"新实验标记组"，可以在编辑区中改变实验组的名称，然后按修改按钮生效。删除按钮不要轻易使用，它可删除所选择的整个特殊实验标记组，包括它内部的所有特殊实验标记。

特殊实验标记组内标记的编辑将在"实验标记列表"框中全部完成。实验标记列表框的顶部有添加、删除、上移和下移4个功能按钮，具有在列表框中添加、修改和删除列表数据的功能。选择添加按钮，在实验标记列表框最后一行会出现一个空白的编辑框，并且闪动一个文本编辑光标，此时可以编辑这个新添加的特殊实验标记。在选择要删除的特殊标记（此时以蓝底白字形式显示）后，按下删除按钮即可删除选中的列表数据项；上移按钮和下移按钮可对实验标记组内的特殊标记列表顺序进行重新排列。通过这两个按钮可将这个实验组中常用的实验标记排列在列表的上面，不常用的实验标记则排列在列表的下面。

添加的特殊实验标记，可以在实验标记编辑组合框中选择一个特殊实验标记，也可以直接输入一个新的实验标记（编辑新标记并按下"Enter"键）。在需要添加特殊实验标记的波形位置单击鼠标左键，实验标记添加完成。这种方式添加的特殊实验标记只能在实时实验过程中使用，并且每次添加标记都需要选择一次。添加的特殊实验标记，可以通过显示窗口快捷菜单上的命令修改或删除。

添加实验标记时应注意：①前八个实验标记组是系统自定义的，不能对其进行修改或删除；②添加实验标记组后总数不得超过50组，实验标记组的组名称不能超过30个汉字；③在一次实验中，最多可以添加200个特殊实验标记。

实验标记在标记处除了有文字说明之外，还有一个标记位置指示，可以选择以虚线或箭头方式进行标记（图3 - 10）。

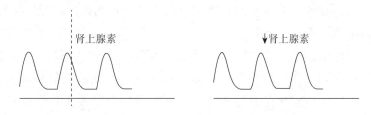

图 3 – 10 特殊实验标记的标记方式

（4）数据反演 滚动条和数据反演功能按钮位于主窗口通道显示窗口的下方（图 3 – 11）。

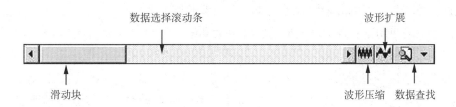

图 3 – 11 滚动条和数据反演功能按钮区

数据选择滚动条位于屏幕的下方，可以通过拖动数据滚动条来查看不同时间段实验数据的波形。该功能不仅能对反演时的数据进行快速查找和定位，也能在实时实验中把已经推出窗口外的实验波形重新拖回到窗口中进行观察、对比（仅适用于左视的滚动条）。

反演按钮位于屏幕的右下方，是一个特殊的按钮，平时处于灰色的非激活状态，在进行数据反演时才能被激活。数据反演按钮包括三个，分别是波形横向（时间轴）压缩和波形横向扩展两个功能按钮和一个反演数据查找菜单按钮。波形横向压缩和波形横向扩展按钮是对实验波形在时间轴上进行压缩或扩展，起到减小增大波形扫描速度的作用；反演数据菜单按钮可按时间、通用标记或特殊标记三种方法对反演数据进行查找。

（5）分时复用区 位于主界面的最右边。该区域内包含有五个不同的分时复用区域：控制参数调节区、显示参数调节区、通用信息显示区、专用信息显示区以及刺激参数调节区，它们通过分时复用区底部的切换按钮进行切换（图 3 – 12）。

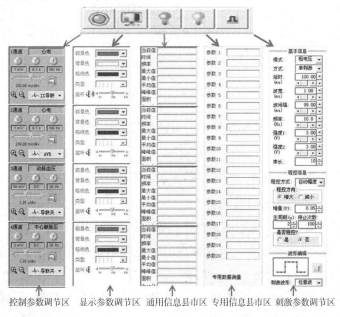

控制参数调节区 显示参数调节区 通用信息县市区 专用信息县市区 刺激参数调节区

图 3 – 12 分时复用区

（1）控制参数调节区 用于设置系统的硬件参数以及调节扫描速度，对应于每一个通道有一个控制参数调节区，用来调节该通道的控制参数。

通道信息显示区用于显示该通道选择信号的类型，如心电、压力、张力、微分等。当选定一种信号之后，信号名称就已经确定。还可以根据需要修改信号名称。在通道信息显示区中双击鼠标左键，通信信号显示区变成一个文字编辑框，直接在这个文字编辑框中输入新的信号名称，比如将"压力"修改为"中心静脉压"，修改完成后按"Enter"键对修改进行确认，如果在编辑后想放弃修改，则按键盘左上角的"Esc"键退出修改。

增益调节旋钮用于调节通道增益（放大倍数）档位。调节方法为在增益调节旋钮上单击鼠标左键将增大一档该通道的增益，而单击鼠标右键则减小一档该通道的增益。

软件放大和缩小按钮用于实现信号波形的软件放大和缩小。最大放大倍数为 16 倍，最大缩小到原来波形的 1/4。

（2）显示参数调节区 显示参数调节区从上到下分为 5 个区域，它们分别是：前景色选择区、背景色选择区、标尺格线色选择区、标尺格线类型选择区和监听音量调节区，其中监听音量调节区包括监听音量调节选择按钮和监听音量调节器两部分。使用时选择相应的参数即可。

（3）通用信息显示区 用来显示每个通道的数据测量结果。

（4）专用信息显示区 用来显示某些实验模块如血流动力学实验模块、心肌细胞动作电位实验模块等专用的数据测量结果。

（5）刺激参数调节区 在分时复用区最右侧，单击鼠标左键打开刺激器调节对话框，界面分为 3 部分，由上到下分别为基本信息区、程控区、波形编辑区（图 3 - 12）。可根据实验需要对刺激的模式、方式、延时、波宽、频率、强度、串长和程控信息等各项参数进行调整。刺激按钮只有在实验状态下才可用，单击启动刺激按钮进行刺激，再次点击则停止刺激。

（六）工具条说明

工具条把一些常用的命令以方便、直观的图形按钮方式直接呈现出来，每一个图形按钮被称为工具条按钮，每一个工具条按钮对应一条命令。当工具条按钮以雕刻效果的图形方式显示时，表明该工具条按钮不可使用，此时对输入是没有反应的。下面对实验中常用的工具条按钮作一介绍（图 3 - 13）。

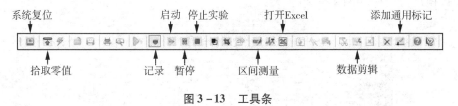

图 3 - 13 工具条

1. 📊 **系统复位** 将对生物机能实验系统的所有硬件及软件参数进行复位，即将这些参数设置为默认值。

2. ⬆ **拾取零值** 实验数据采集时，在传感器无法调零情况下，选择拾取零值命令，软件强行将其信号回归至零位，将描记的曲线恢复到基线水平。

3. 🔴 **记录** "记录"命令是一个双态命令，每执行该命令一次，其所代表的状态就改变一次，当记录命令按钮的红色实心圆标记处于蓝色背景框内时，说明系统现在正处于记录状态，否则系统仅处于观察状态而不进行观察数据的记录。

4. ▶ **启动** 启动数据采集，并将采集到的实验数据显示在计算机屏幕上；如果数据采集处于暂停状态，选择该命令，将继续启动波形显示。

5. ▓**暂停**　暂停数据采集与波形动态显示。

6. ▓**停止实验**　选择该命令，将结束当前实验，同时发出"系统参数复位"命令，使整个系统处于开机时的默认状态，但该命令不复位操作者设置的屏幕参数，如通道背景颜色，基线显示开关等。

7. ▓**区间测量**　用于测量任意通道波形中选择波形段的时间差、频率、最大值、最小值、平均值、峰值、面积、最大上升速度（dmax/dt）及最大下降速度（dmin/dt）等参数，测量的结果显示在通用信息显示区中。具体操作步骤如下：选择区间测量功能键（此时波形扫描暂停），将鼠标移到测量区域的起点处点击左键，点击处出现一条垂直直线，即为区间测量起点。移动鼠标又会出现一条垂直直线，该直线会随着鼠标移动而左右移动，在区间测量终点处点击鼠标左键，移动垂直直线固定不动即为测量区域终点处，此时在两条直线中间出现一条水平直线，可用鼠标上下移动确定此直线的位置，并且该水平直线所在位置的值将显示在通道的右上角，按下鼠标左键确定该基线位置，完成本次区间测量。在通道中按下鼠标右键都将结束本次区间测量（图 3 – 14）。

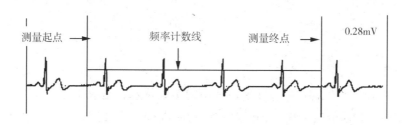

图 3 – 14　区间测量示意图

8. ▓**打开 Excel**　实验前先打开 Excel 电子表格，实验过程中的测量结果将会自动被写入到 Excel 电子表格中。实验结束后要先关闭软件，不能先关闭 Excel 电子表格程序，否则会造成数据丢失的结果。

9. ▓**数据剪辑**　选择反演数据中需要剪辑的实验波形，按下工具条上的数据剪辑命令按钮即可完成一段波形的数据剪辑，剪辑后的波形在显示通道中以灰色作为背景显示，用同样方法可进行多段实验波形剪辑；停止反演时，一个以"cut. tme"命名的数据剪辑文件将自动生成，这个数据剪辑文件可更改文件名。

10. ▓**添加通用标记**　在实时实验过程中，单击该命令，将在波形显示窗口的顶部添加一个通用实验标记，标记是数字加一个向下的箭头，数字是添加标记的顺序编号，如 20 ↓，箭头后面则显示添加该标记的时间。

（七）实验结果的处理

1. 保存文件　实验结束后，用鼠标单击工具条上的 ▓ "停止实验"命令，此时会弹出一个对话框，提示是否存盘实验所记录的实验数据，输入自己命名的文件名，点下面的保存，当前采集的实验数据就会以命名的文件名保存下来，使用者可随时调用查看；如果未命名，计算机将默认以"Temp. dat"为文件名进行保存，但需要注意的是如果以"Temp. dat"为文件名保存下来的数据只有最近一次的实验数据。

2. 图形处理　实验结束后，当我们需要对实验中的图形进行研究或打印存档时，就需要对图形进行剪辑处理。具体操作步骤如下：暂停正在操作的实验，通过拉动波形显示区左边的"左、右视分隔条"将屏幕分左、右两视，在左视就会出现前边采集的数据和波形。滑动屏幕下方的滑块，找到需要剪辑的图形位置。需要剪辑的波形还可以通过数据滚动条右侧的"波形扩展"和"波形压缩"两个按钮对波形进行处理。按住鼠标左键进行拖动，选中的图形部分变黑，松开鼠标左键，在事先打开好的 Word 文档上进行粘贴，一段图形剪辑即完成。

图形剪辑和数据剪辑是不同的。图形剪辑是为了把不同实验阶段所显示的波形粘贴在一起，形成一张完整的实验图形。它剪辑的完全是图形，正如 Windows 中显示的其他图形一样，该图形不能进行测量、再剪辑，只能作为实验结果打印出来进行存档。当然，剪辑图形还有一个数据剪辑所不能达到的效果，就是通过图形剪辑剪辑下来的图形可以被其他 Windows 的应用程序所共享。而数据剪辑是对数据进行剪辑，剪辑后的数据与原始记录的数据在格式上没有任何差别，它可以作为反演数据进行播放，您也可以对其进行测量、分析，再剪辑（包括图形剪辑与数据剪辑），实际上，它还是一段数据，是删除了无用数据段后剩下的有效数据。

（八）生物机能实验系统使用注意事项

1. 不能将液体溅入计算机和生物信号采集系统硬件上。
2. 不能随意更改计算机设置。
3. 实验结束后，先关闭操作系统，再关闭计算机，最后切断电源。

二、分光光度计

1. 概述 分光光度技术是生物化学实验中最常用的实验技术，是应用分光光度计在特定波长处或一定波长范围内测定被测物质的吸光度，进而对被测物质进行定性或定量分析的技术。它具有灵敏度强、精确度高、操作简便、快速等诸多优点，应用越来越广泛。

2. 分光光度计的工作原理 人肉眼可见的光波长范围在 $400 \sim 760$nm，称为可见光，波长 < 400nm 的光称为紫外光，波长 > 760nm 的光称为红外光。因波长不同，可见光区的光可呈现不同的颜色，这些不同颜色的光称为单色光。单色光是一定波长范围内的光，并非单一波长的光。可见光区的单色光按照波长从大到小的顺序排列为：红、橙、黄、绿、青、蓝、紫。

不同物质的分子结构不同，对不同波长光的吸收能力也不同，进而导致许多物质的溶液呈现出特殊的颜色，具有其特有的吸收光谱。即使是相同物质，当其含量不同时对光的吸收程度也不同。利用物质所特有的吸收光谱进行定性鉴别或利用物质对一定波长光的吸收程度进行定量测定的技术，称为分光光度技术，所使用的仪器称为分光光度计。

分光光度技术的基本原理是朗伯 - 比尔（Lambert - Beer）定律，其公式为：

$$A = KCL$$

公式意义为：当一束单色光通过一均匀溶液时，溶液对单色光的吸收程度与该溶液浓度和液层厚度的乘积成正比。

朗伯 - 比尔定律常用于测定有色溶液中物质的含量。方法是配制已知浓度的标准液（S），将待测液（T）与标准液以同样的方法显色，然后放在厚度相同的比色皿中进行比色，测定标准液和待测液的吸光度，得 A_S 和 A_T，根据朗伯 - 比尔定律

$$A_S = K_S C_S L_S \qquad\qquad A_T = K_T C_T L_T$$

两式相除得：

$$\frac{A_S}{A_T} = \frac{K_S C_S L_S}{K_T C_T L_T}$$

因为是同一种物质，因此 K 值相同，又由于比色皿的厚度相等，所以 $K_S = K_T$，$L_S = L_T$，则 $G = \dfrac{A_T}{A_S} \times C_S$

此为 Lambert - Beer 定律的应用公式。

3. 分光光度计的一般结构 目前用于实验研究的分光光度计种类较多，但其结构基本相似。一般

都包括以下几个部件，如图 3 – 15 所示。

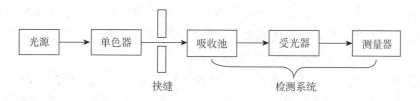

图 3 – 15　分光光度计的一般结构

（1）光源　光源需要具备使用寿命长、光谱范围较宽、发光强度高、稳定、光亮等特点。分光光度计上常用的光源有两种，钨灯适用于 340 ~ 900nm 范围的光区，氢灯（或氘灯）适用于 200 ~ 360nm 的紫外光区。为了使发出的光线稳定，需要由稳压电源为光源供电。

（2）单色器　单色器是将混合光波分解为单一波长光的装置，一般用光栅或棱镜作为色散元件，它们能在较宽光谱范围内分离出相对纯波长的光线，通过此色散系统的分光作用后，即可根据需要选择一定波长范围的单色光。单色光的波长范围越窄，仪器的敏感性越高，测量的结果就越可靠。

（3）狭缝　狭缝是用一对隔板在光通路上形成的缝隙，这个缝隙的大小是可以调节的，通过调节缝隙大小进而可以调节入射单色光，并使入射光形成平行光线，从而适应检测器的需要。

（4）吸收池（或称比色皿、比色杯、比色池）　吸收池一般由玻璃或石英制成。当在可见光范围内测量时，可以选用光学玻璃吸收池；而在紫外线范围内测量时，则必须用石英池。

注意，比色杯的质量是取得良好分析结果的重要条件之一，比色杯上的油污、指纹或壁上的一些沉积物，会影响比色杯的透光性，因此一定要注意仔细操作，及时清洗并保持比色杯的清洁。

（5）检测系统　检测系统主要由受光器和测量器两部分组成。常用的受光器有光电池、真空光电管或光电倍增管等。受光器可将接收到的光能转变为电能，并应用高灵敏度放大装置将弱电流放大，提高敏感度。通过测量所产生的电能，由电流计显示出电流的大小，在仪表上可直接读得 A 值、T 值。较先进的现代仪器，还常附有电子计算机及自动记录仪，可自动绘出吸收曲线。

（四）722 型分光光度计的仪器操作

722 型分光光度计波长范围 360 ~ 800nm，是一种较高级的可见光分光光度计。722 型分光光度计的仪器操作方法如下。

1. 接通电源，打开开关，打开比色箱盖，预热 20 分钟，并观察显示屏数字是否稳定。选择所需波长和相应的放大灵敏度档，按下"0"位键，调整电表 T = 0%。

2. 预热后，将参比溶液的比色皿放在第一格，盖好比色箱盖，推动比色皿座的拉杆，使比色皿进入光路中，调节 100% 透射比调节器，使电表显示 T = 100%。多次反复进行打开、关闭比色箱盖操作，直到数值稳定。调节原则：开盖调 T = 0%，关盖调 T = 100%。

3. 盖上比色箱盖，推动比色皿座的拉杆，使测量溶液的比色皿进入光路，迅速读取吸光度值，记录数值后，立即打开比色箱盖。

4. 测量结束后，取出比色皿，盖上比色箱盖，将各旋钮恢复原位，关闭电源拔下电源插头，最后洗净比色皿后，倒置于滤纸上控干。

三、半自动生化分析仪

（一）概述

生化分析仪根据自动化程度分为半自动生化分析仪和全自动生化分析仪。

人体体液的生化指标在临床疾病的诊断和治疗方面具有重要的参考价值，是临床医生诊断疾病所依赖的第一手资料。半自动生化分析仪能够对人体血液、尿液等中的一些生化成分进行定量分析和检测，是医疗机构进行临床诊断所必需的仪器之一。尤其是随着计算机技术的快速发展和应用，使得半自动生化分析仪成为基层医疗机构常备的常规检验设备。

半自动生化分析仪是在生化分析过程中有部分工作需要手工完成，例如加试剂、加样、混匀等，而另一部分工作则由仪器自动完成，例如吸入反应液、保温、比色测定、吸光度检测、结果计算与打印等。与普通的分光光度计相比，其优点是结构简单、灵活性大、可连续测定、节省试剂、精度高、体积小、价格便宜。

（二）生化分析过程

生化分析过程一般包括如下几个步骤（图 3 - 16）。其中，样品是从待测试对象体内采集的血液、尿液等，将样品放入分析仪进行分析前，需要对其进行标记、处理，样品经过处理进入生化分析仪后称为样本。

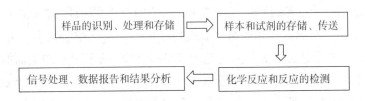

图 3 - 16　生化分析的一般过程

1. 样品的识别、处理和存储　样品的识别开始于采集样品处，对所取得的样品进行标记，使其和受试者准确对应，这部分工作主要由护士来完成。目前绝大多数生化分析项目不用全血，而是以血清（浆）为测定对象，由检验人员从全血中分离出血清后，再进行后续操作。为防止样品在存储期间由于体积减小而浓缩，一些分析仪在样品放置部位加盖，并控制在低温环境中。

2. 样本和试剂的存储、传送　根据样本和试剂的采集、运送方式可将生化分析仪分为流动式和分立式两种。流动式指测定项目相同的各待测样品与试剂混合后的化学反应在同一管道流动的过程中完成。这是第一代自动生化分析仪。分立式是指各待测样品与试剂混合后的化学反应都是在各自的反应杯中完成。

3. 化学反应和反应的检测　化学反应发生处是光度测量处，反应容器使用比色杯。反应容器存放在恒温水浴中，保证整个反应在一定的恒温（一般为 37℃）条件下进行。在反应容器中加入反应液（标本和试剂），并进行充分混匀，在不同时间分别测定其吸光度。

4. 信号处理、数据报告和结果分析　计算机作为生化分析仪的控制核心，对整个分析仪工作进行调控。

（三）生化分析仪的结构

因为生化分析仪是模仿手工操作的过程，所以无论哪一类的自动生化分析仪，其结构组成均与手工操作的一些器械设备相似，一般由以下几个部分组成。

1. 样品器　放置标准品、待测样本、空白液、质控液和对照液等。

2. 取样装置　包括取样探针、稀释器、输送样品和试剂的管道等。

3. 反应池或反应管道　一般起比色杯（管）的作用。

4. 保温器　为化学反应提供恒温条件。

5. 检测器　如分光光度计、比色计、火焰光度计、荧光分光光度计、电化学测定仪等，不同仪器配置不同。

6. 微处理器　又叫程序控制器，是分析仪的电脑部分。控制仪器所有的操作和功能，使用者可以通过键盘与仪器"对话"，同时微处理器对异常情况发出一定的指示信号，还能接受从各部件反馈来的信号，并做出相应的反应。

7. 打印机　可绘制反应动态曲线、打印检验报告单等。

8. 功能监测器　显示屏就是其中一部分，可查看人机"对话"的情况、当前仪器工作状态、反应状态、分析结果等。

四、尿常规检测仪

（一）概述

利用物理和化学的方法对待检尿液进行分析和处理的过程称为尿液的理化检验。物理检验一般是指对尿液的颜色、味道、气味、密度、质量等物理性质在不同的条件下，如光线不同、压强不同、温度不同等条件下进行的物理观察。虽然物理检验保证了尿样的原有成分，但是缺少严格的判别标准和必要的判别手段，使这种方法的可信度不高。因此，尿液的化学检验越来越受到重视。尿液的化学检验是指待检尿样在加热或与不同化学药品反应后对其各项指标的再次检验。由于其具有可信度高、检验全面、检验速度快等优点，目前尿液的理化检验主要指的是尿液的化学检验。

（二）尿液分析仪的分类

1. 按工作方式分类　可分为干式尿液分析仪和湿式尿液分析仪，其中干式尿液分析仪因结构简单、使用方便，目前在临床上的应用较为普遍。

2. 按测试项目分类　可分为 8 项尿液分析仪、9 项尿液分析仪、10 项尿液分析仪、11 项尿液分析仪和 12 项尿液分析仪等。检测项目包括尿 pH、尿蛋白、尿葡萄糖、尿酮体、尿胆原、尿胆红素、尿潜血、尿白细胞、尿比重、亚硝酸盐、维生素 C 和浊度等。

3. 按自动化程度分类　可分为全自动尿液分析仪和半自动尿液分析仪。

（三）尿液分析仪的工作原理

1. 尿液分析仪的试剂带

（1）试剂带的结构　单项试剂带以滤纸为载体，将各种试剂成分浸渍后进行干燥，作为试剂层，然后在其表面覆盖一层纤维素膜作为反射层。一般把这种上面附有试剂块的一个塑料条叫作试剂带。尿液浸入试剂带后即与试剂发生反应，并产生颜色变化。

多联试剂带是将多种项目试剂块集成在一个试剂带上，浸入一次尿液可以同时测定多个项目。

（2）试剂带的反应原理

1）pH 测定：采用 pH 指示剂原理，常用溴麝香草酚蓝和甲基红组成的复合型指示剂，呈色范围是 pH 4.5 ～ pH 9，颜色由橘黄色、绿色变为蓝色，由颜色变化反映尿液的 pH 值。

2）尿蛋白质测定：利用 pH 指示剂蛋白质误差的原理。

3）尿葡萄糖测定：一种是利用葡萄糖氧化酶法原理，能特异地检出尿中的葡萄糖；另一种是利用铜还原法的原理，能检测葡萄糖和其他还原性物质。

4）尿酮体测定：采用亚硝基铁氰化钠反应测量酮体。

5）尿潜血测定：利用溶解红细胞、游离血红蛋白或肌红蛋白中的血红素具有过氧化物酶样作用，能催化过氧化氢释放出新生态氧，使色原氧化而显色，其颜色深浅与血红蛋白含量有关。

6）尿胆红素测定：采用重氮反应法原理。

7）尿胆原测定：采用 Ehrlich 醛反应原理或重氮反应原理。

8）尿亚硝酸盐测定：利用某些细菌能将尿中硝酸盐还原成亚硝酸盐的特性。

9）尿白细胞测定：利用中性粒细胞的酯酶能水解吲哚酚酯生成吲哚酚和有机酸，吲哚酚可进一步氧化成靛蓝的原理；或吲哚酚和重氮盐反应生成重氮色素而显色，颜色深浅与粒细胞量的多少有关。

10）尿维生素 C 测定：采用甲基绿或磷钼酸缓冲液与尿中维生素 C 进行反应形成钼蓝，颜色由蓝色变成紫色，颜色深浅与尿中维生素 C 含量有关。

（3）试剂带的应用　不同型号的尿液分析仪一般都使用自己配套的专用试剂带。试剂块要比测试项目多一个空白块，有些仪器还多一个位置参考块。各试剂块与尿液中被测定成分反应而呈现不同颜色。空白块是为了消除试剂块分布的状态不均及尿液本身的颜色等产生的测试误差，提高测量准确度而设置的。每次测定试剂块的位置不同也会产生一定的测试误差，固定块的设置则可以消除这种误差。每次测定前，检测头都会移到参考位置进行自检，必要时，自动调整发光二极管的亮度和灵敏度，以提高检测的信噪比。

（四）尿液分析仪的检测原理

把试剂带浸入尿液中后，除了空白块外，其余的试剂块都因和尿液发生了化学反应而产生颜色的变化。试剂块的颜色深浅与光的吸收和反射程度有关，颜色越深，说明相应某种成分浓度越高，吸收光量值越大，反射光量值越小，反射率也越小；反之，反射率越大。由于颜色的深浅与光的反射率成比例关系，而颜色的深浅又与尿液中各种成分的浓度成比例关系，因此，只要测得光的反射率即可以求得尿液中各种成分的浓度。

（五）尿液分析仪的结构

尿液分析仪主要包括单片机、传动机构、光学采集系统、图形采集系统、软件部分及外围器件等几个部分。

工作过程为：在单片机的程序控制之下，传动机构进行步进式的运动，当蘸有尿样的化学试纸由传动机构传送到指定位置时，发光装置对蘸有尿样的试纸进行照射，利用 CCD 传感器将反射光拍照并进行光电转换，用图形采集卡进行数字变换，最后进行软件处理，软件的处理又包括图像分割和模式识别两个部分。

五、酶标仪

（一）概述

酶标仪即酶联免疫检测仪，又称微孔板检测器，是酶联免疫吸附试验的专用仪器。可简单地分为全自动和半自动两大类，规格有 24 孔板、48 孔板、96 孔板等多种，不同的仪器选用不同规格的孔板。酶标仪的工作原理都是用比色法来进行分析，其核心都是一个比色计。

（二）酶标仪的工作原理

酶标仪实际上就是一台变相分光光度计或光电比色计，其基本工作原理与主要结构和光电比色计基本相同。光电比色计是根据有色溶液颜色的深浅来判定溶液的浓度，其结构比较简单、灵敏度高、操作方便、价格低廉，广泛应用于物理学、化学、医学、检验学、食品安全、制药工业、生物学、土壤分析、环境保护等各个领域。

很多化学物质的溶液有颜色，有些无色的化合物也可以在显色剂作用下生成有色物质。一般，有色溶液的浓度和其颜色的深浅成正比，浓度越大，颜色越深；浓度越小，颜色越浅，当其浓度改变时，颜色的深浅也随着改变。因此，可以通过比较溶液颜色深浅的方法来判定有色溶液的浓度，进而对溶液中所含的物质进行定性分析。

物质的颜色与光的透过、吸收、反射有关，由于物质的形态和性质不同，所以呈现出不同的颜色。实验证明，溶液所呈现的颜色是它的主要吸收光的互补色。例如，当一束白光通过高锰酸钾溶液时，绿光大部分被选择吸收，其他的光则透过溶液，而透过光中只剩下紫色光，所以高锰酸钾溶液呈现紫色。

光通过被检测物时，前后的能量差异即是被检测物吸收掉的能量，特定波长下，同一种被检测物的浓度与被吸收的能量成定量关系。酶标仪测定的原理就是在特定波长下检测待测物的吸光值。检测单位用 OD（optical density，光密度）值表示，表示被检测物吸收掉的光密度。

溶液颜色的深浅与浓度之间的数量关系符合朗伯－比尔定律。

在酶标仪的数据测量中，将吸光度用 OD 值表示。OD 值可由下述公式计算：

$$OD = C \times D \times E$$

其中，C 为检测物溶液的浓度；D 为检测物溶液的厚度；E 为吸光系数。

上式说明：当入射光一定时，溶液的吸光度与溶液中有色物质的浓度及液层厚度的乘积成正比，此即朗伯－比尔定律，此定律是比色分析和其他吸收光谱分析的理论基础。

$$由公式得出：E = OD/C \times D$$

上式表示有色溶液在单位浓度和单位厚度时的吸光度。在入射光的波长、温度及溶液的种类都一定的条件下，E 为定值。E 值越大，说明比色分析时的灵敏度越高。

需要注意的是，在检测分析时，每一种物质都有其特定的波长。在特定波长下，物质能够吸收最多的光能量。如果选择其他的波长段，就会造成检测结果的不准确性。因此，在测定检测物时，需要选择特定的波长进行检测，此波长称为测量波长。

（三）酶标仪的结构

单通道自动进样的酶标仪的结构一般由光源、单色器或滤光片、塑料微孔板、光电检测器、微处理器、显示系统组成。其工作过程一般为：光源灯发出的光波经过单色器或滤光片变成一束单色光，进入塑料微孔板中的待测标本。该单色光一部分被标本吸收，而另一部分则透过标本照射到光电检测器上，光电检测器将强弱不同的光信号转换成相应的电信号。电信号经模数转换、对数放大、前置放大等信号处理后送入微处理器进行数据处理和计算，最后由显示器和打印机显示结果。

六、核酸蛋白检测仪

（一）概述

核酸和蛋白质是生物体内重要的有机物。随着对核酸和蛋白质功能研究的逐渐深入，核酸蛋白的检测也在医疗诊治、遗传研究等方面发挥越来越重要的作用。

核酸蛋白检测仪是随着生命科学发展而出现的一种新型仪器，主要用于快速检测核酸、蛋白和肽等生物大分子物质，具有高效、经济、简便、快捷等优点，已广泛应用于现代生物学研究、药物测定、化工、食品、农业科研、医疗单位及大专院校对具有紫外吸收性质的样品做定性、定量分析。

（二）核酸蛋白检测仪的工作原理

核酸蛋白检测仪的基本原理是：核酸、蛋白分子对特定波长的光具有选择性吸收的性质。当溶液浓度在一定范围时，被测组分在检测窗与光发生相互作用，其对特定波长光的吸收大小遵循郎伯－比尔定律，即在一定的实验条件下，吸光度与被测组分的浓度成正比，用公式表示，即

$$A = -logT = abc$$

公式中，A 为被测物质的吸光度；T 为被测物质的透过率；a 为被测物质的吸光系数；b 为被测物

质的光程；c 为被测物质的浓度。

核苷酸是核酸的基本结构单位，核苷酸结构组成中的碱基具有共轭双键，使核酸具有吸收紫外光的性质，其紫外特征吸收峰在260nm附近。氨基酸通过"脱水缩合"形成蛋白质分子，芳香族氨基酸中的苯环结构具有共轭双键，对280nm的紫外光具有特征吸收性质。通常情况下，比较纯的核酸或蛋白质溶液，可采用单波长直接测量；而组分复杂的溶液则采用双波长的吸收比值法或吸收差法进行测量。比如含有核酸的蛋白质溶液，可以用260nm和280nm的吸光度比值进行核酸样品纯度评估，用280nm和260nm的吸收差法测量蛋白质的含量。

（三）核酸蛋白检测仪的结构

核酸蛋白检测仪主要由光源系统、单色器系统、样品室、检测器、数据处理和显示系统组成。当光源发出稳定的紫外光通过入光狭缝和固定波长的干涉滤光片后，成为一束某一工作波长下的单色性极佳的紫外光，然后到透镜聚焦，透镜将紫外光能量聚焦到检测池的中心位置，检测池透射的光经出光狭缝、滤色片至接收器，并通过能量转换，以可供记录的信号电压形式输出。

七、离心机

（一）概述

离心技术是利用物体在旋转时产生的离心力，使生物样品的悬浮液在高速旋转下，由于离心力的作用使其中的微小颗粒（生物大分子、细胞器的沉淀等）以一定的速度沉降，从而使某些颗粒达到浓缩或与其他颗粒分离的一种技术。离心技术在生命科学中得到广泛应用，尤其是在生物化学和分子生物学领域，主要应用于各种生物样品的分离和制备，是生物化学和分子生物学的重要实验技术。

（二）离心机的工作原理

悬浮液静止不动时，在重力场的作用下，悬浮液中比液体重的微粒逐渐沉降，粒子越重下沉越快；反之，密度比液体小的微粒就向上浮。微粒在重力场中下沉或上浮的速度与颗粒的大小、形状和密度有关，还与液体的黏度、重力场的强度有关，另外微粒还有扩散运动。

直径在数微米的颗粒，如红细胞等可以利用重力来观察其沉降速度，如血沉。但对更小的微粒如蛋白质分子、病毒等则不能利用重力来观察它们的沉降速度。因为颗粒越小，沉降速度越慢，而且扩散现象也越严重，此时需加大重力场，即利用离心的方法产生离心力来克服扩散现象。

1. 离心力　当离心机转子以一定的角速度 ω 旋转，颗粒的旋转半径为 r 时，任何颗粒均受到一个向外的离心力，相对离心力大小与转速平方和旋转半径的乘积成正比。

2. 沉降速度　沉降速度是指在离心力作用下单位时间内颗粒沉降的距离。一个球形颗粒的沉降速度不仅取决于离心力的大小，也取决于悬浮介质的黏度以及颗粒的密度和半径。

3. 沉降系数　沉降系数是指单位离心力作用下颗粒的沉降速度，用 S 表示，$1S = 1 \times 10^{-13}$ 秒。由于沉降系数与颗粒的分子大小成正比，因此，常用 S 来描述生物大分子的分子大小。

（三）离心机的分类

1. 根据离心机转速的不同，可将其分为低速离心机（转速 <6000r/min）、高速离心机（转速 <25000r/min）和超速离心机（转速 >30000r/min）。

2. 根据离心机用途的不同，可将其分为分析离心机和制备离心机。其中制备离心技术又分为分级离心技术和密度梯度离心技术。

（四）离心机的仪器操作

生化实验中较为常用的是普通离心机（1000～4000r/min），用于沉淀蛋白质、分离血清等。使用方法及注意事项如下。

1. 使用前，在无负荷的情况下开动离心机（3000r/min），观察离心机转动是否平稳；检查套管内是否有橡皮软垫。

2. 检查合格后，将盛有离心液的离心管放入对称位置的离心套管内，质量要用天平平衡，如不平衡，可在离心管和套管的间隙内加水来调节重量使之达到平衡。

3. 离心管中的液体不能装的太满（占2/3），以免溢出损伤仪器。

4. 盖紧离心机顶盖，按下启动按钮，启动离心机。

5. 分离结束后，关闭离心机，任其自动停止转动后，才可以打开离心机盖，取出样品；不可用外力强制其停止转动。

6. 离心过程中如发现机身不稳、声音不正常，应立即切断电源，待检查排除故障后方能使用。

（五）离心机的使用注意事项

高速离心机和超速离心机是生物化学和分子生物学科研和实验教学的重要精密设备。因其转速高、产生的离心力大，如使用不当或缺乏定期的检修和保养，可能引发严重事故，因此使用离心机时都必须严格遵守以下操作规程。

1. 使用各种离心机时，必须事先在天平上精密地平衡离心管和其内容物，平衡时质量之差应严格遵循离心机说明书上所规定的范围。每个离心机不同的转头有各自的允许差值。当转头只是部分装载时，必须互相对称地把管子放在转头中，以便使负载均匀地分布在转头的周围。

2. 装载溶液时，要根据各种离心机的具体说明进行操作，根据待离心液体的性质及体积选用合适的离心管。有的离心管无盖，液体不得装得过多，以防离心时液体甩出，造成转头生锈、不平衡或被腐蚀。严禁使用老化、损伤或显著变形的离心管。每次使用转头后，必须及时清洗、擦干。转头是离心机中需要重点保护的部件，搬动时要小心，不能碰撞，避免造成伤痕。转头长时间不用时，要涂上一层光蜡保护。

3. 若要在低于室温的情况下进行离心，转头在使用前应先置于离心机的转头室内或放置于冰箱预冷。

4. 离心过程中实验人员不得随意离开，应随时观察离心机上的仪表是否工作正常，如有异常的声音应立即停机检查，及时排除故障。

5. 每个转头各有其使用累积限时和最高允许转速，使用转头时要查阅说明书，不得过速使用。每一转头都要有一份使用档案，记录累积的使用时间，若超过了该转头的最高使用限时，则须按规定降速使用。

八、洗板机

（一）概述

ELISA即酶联免疫吸附实验，是将已知的抗原或抗体吸附在固相载体表面，使酶标记的抗原抗体反应在固相表面进行的技术。ELISA法具有灵敏度高、特异性好、快速简便等特点，近年来得到了迅速发展与广泛应用，是目前国内各医院、防疫站、血站等检验部门检查艾滋病抗体、乙肝、丙肝的常用方法。

洗板是ELISA实验中必不可少的重要操作步骤。ELISA实验要求有一个有效而稳定的洗板过程，不完成洗板则无法进行下一步操作；洗板不稳定必将造成试验结果的波动甚至失败。

目前，全自动洗板机广泛应用于生物实验室、血站、医院、试剂厂等的酶标板清洗工作。ELISA实验的整个反应过程都是在酶标板的每个微孔内完成的，在包被后、加入一抗后、加入二抗后的操作中都涉及洗板过程，洗板的主要对象是酶标板微孔内未反应的抗原或抗体。例如，包被后的洗板主要目的是将未包被的抗原清洗掉，在加入一抗后洗板的主要目的是将未结合的一抗清洗掉，在加入二抗后洗板的主要目的是将未结合的二抗清洗掉。

（二）全自动洗板机的工作原理

全自动洗板机的工作原理是：在步进电机的带动下，由清洗头的上下运动，配合酶标板托盘经洗板机内部驱动系统相连的皮带装置引导左右平移，在真空泵的作用下，将洗液从洗液瓶中压到清洗头注液，再由真空泵将清洗后的废液吸入废液瓶，如此反复操作，达到对酶标板有效清洗的目的。

全自动洗板机的分配路径主要包括洗液瓶（包括 A、B、D 三种）、真空泵、电磁阀、分配针（分配头中细金属管）。洗板过程中，清洗液首先用真空泵抽出洗液瓶内气体，使清洗液从所选择的洗液瓶中抽出，再利用电磁阀控制分配量，然后再排向分配针，通过清洗头的分配针注入酶标板的微孔。吸液路径主要由吸液针（分配头中较粗的金属管）、真空泵、废液瓶三部分组成。通过真空泵产生的负压经由废液瓶到达吸液针，进而使微孔内的废液在外界大气压的作用下进入废液瓶。

全自动洗板机的控制显示系统主要由数字电路、液晶显示器、软键盘、托盒（酶标板载物台）四部分构成。具有设定洗板程序、显示步骤设置参数、控制分配量、浸泡时间、清洗次数、吸液时间、延迟时间等自动清洗功能。

（三）全自动洗板机的仪器结构

全自动洗板机的结构主要由三个部分组成。

第一部分是水平运动结构，包括酶标板盒和托盘组成。

第二部分是液路模块，包括清洗头、洗液瓶 A、洗液瓶 B、洗液瓶 D 和废液瓶 W 组成。洗液瓶和废液瓶均有刻度线，能直观显示清洗液的容量；洗液瓶和废液瓶均连有三根硅胶管，分别是注液硅胶管、吸液硅胶管以及连接气泵的硅胶管，用以实现洗板过程中的注液和吸液功能。

第三部分是显示模块，由液晶屏、液晶屏壳和后盖等组成。

此外，透明罩可以防止微粒和粉尘掉入，确保酶标板在洗板过程中不受到外部环境的干扰。托盘上有一凹槽，是酶标板盒可以左右移动的位置。

（四）洗板机的使用注意事项

1. 洗板机使用前首先要检查废液瓶是否倒空。如果废液超过警戒线会导致倒流入洗板机污染管路。若进入洗液瓶，会污染洗液，造成酶标板污染，结果有误，故要养成好的习惯。

2. 检查洗液瓶中洗液量多少，做到及时补充，预防洗板过程中无洗液。

3. 洗板前调整好注液量，避免注液溢出或不满。

4. 洗板过程中要注意各孔注液量是否均匀，避免局部堵孔或针堵孔。

5. 洗板机使用完毕要及时用蒸馏水冲洗管路。

6. 要及时擦干洗板机上的水，防止电路板短路。

7. 需要定期检查管路是否老化，及时更换，并在运动部位加润滑油。

8. 洗板机的程序设置要满足实验测定的洗板要求，如洗板次数、清洗排数、浸泡时间和清洗液残留量等设置。

九、电泳仪

（一）概述

在直流电场中，溶液中带电粒子向与其所带电荷相反电极方向移动的现象称为电泳（electrophoresis）。利用电泳原理对多组分样品进行分离、纯化以及分析研究的技术称为电泳技术。电泳技术广泛应用于医学、免疫学、生物化学、分子生物学等领域。

（二）电泳仪的工作原理

许多重要的生物分子都属于两性电解质（如氨基酸、蛋白质、核酸等），它们在不等于其 pI 的 pH 溶液中可以呈阴离子或阳离子，在电场作用下，会向与其所带电性相反的电极方向移动。由于待分离样品中各种分子所带净电荷数量、分子形状以及分子质量大小等存在差异，在电场作用下具有不同迁移率，从而对待分离样品进行分离、纯化、分析或鉴定。一般来说，所带净电荷越多、分子形状越接近球形、分子质量越小者，在同一电场中的泳动速度越快，反之则越慢。电泳会受到诸多因素的影响，下面简单介绍其中几个主要的影响因素。

1. 电场强度 一般来说，电场强度越大，带电颗粒的泳动速度越快。

2. 缓冲液的 pH 缓冲液的 pH 决定待分离样品的带电性质、解离程度及所带净电荷的数量。电泳时，应该根据样品的性质，选择适合的 pH 电泳缓冲液。

3. 缓冲液的离子强度 电泳过程所使用的缓冲液通常要保持一定的离子强度，这样可以保持待分离生物分子所带电荷及缓冲液 pH 的稳定性。缓冲液的离子强度过高会降低带电颗粒的迁移率，离子强度过低又不易维持电泳缓冲液的 pH，从而影响带电颗粒的泳动速度。因此，电泳时需要选择适当的缓冲液离子强度。

4. 电渗现象 在电场中，如果固体支持介质吸附水中的正离子或负离子，使得溶液相对带正电或负电，在电场作用下，导致溶液对于固体支持介质向相反的方向移动，此现象称为电渗现象。当颗粒的泳动方向与电渗方向一致时，则加快了颗粒的泳动速度，反之则减慢。因此，实际工作中应尽量选择电渗作用较小的固体支持物，或者通过采取一定措施以降低电渗作用，如对玻璃介质表面进行硅化处理。

5. 筛孔 电泳支持介质为聚丙烯酰胺凝胶或琼脂糖等，在筛孔大的凝胶中颗粒泳动速度快，反之，则泳动速度慢。

6. 支持介质 目前蛋白质电泳介质多为醋酸纤维素薄膜和聚丙烯酰胺凝胶；DNA、RNA 电泳介质多为琼脂糖凝胶和聚丙烯酰胺凝胶；免疫电泳介质多采用琼脂凝胶。

（三）电泳的分类

1. 根据电泳分离原理不同，可将电泳分为区带电泳和等电聚焦电泳。其中区带电泳是应用最广的电泳技术，电泳时在支持介质中待分离的各组分被分离为明显的不同区带。

2. 按照 pH 是否连续，将区带电泳分为连续性 pH 电泳与不连续性 pH 电泳。

3. 根据支持介质不同，可将电泳分为滤纸电泳、纤维素薄膜电泳（如醋酸纤维素薄膜电泳、硝酸纤维素薄膜电泳）、凝胶电泳（如聚丙烯酰胺凝胶电泳、琼脂凝胶电泳、琼脂糖凝胶电泳）等。

4. 根据电泳装置形式，可将电泳分为水平电泳、垂直柱式电泳、垂直板式电泳等。

（四）几种常用电泳简介

1. 醋酸纤维素薄膜电泳 醋酸纤维素薄膜电泳是以醋酸纤维素薄膜作为支持介质，常用于分离血红蛋白、血清蛋白、球蛋白、糖蛋白、脂蛋白、甲胎蛋白等物质，该电泳具有简便、廉价、微量、快速、对样品吸附少、电渗作用小等特点。通常醋酸纤维素薄膜电泳使用水平电泳槽，分离核苷酸和氨基酸时常用酸性缓冲液，而分离蛋白质时常用碱性缓冲液。

2. 硝酸纤维素薄膜电泳 硝酸纤维素薄膜电泳是以硝酸纤维素膜（nitrocellulose membrane，NC）为支持介质。硝酸纤维素膜适宜各种显色方法，对蛋白质有较强的结合力，因此是蛋白质印迹中使用最广的转移介质。该薄膜操作简便、易于封闭、背景低，但由于质地较脆，不适宜于需多次洗涤的操作。

3. 琼脂糖凝胶电泳 琼脂糖凝胶电泳 (agar gel electrophoresis，AGE) 是以琼脂或琼脂糖为支持介质，同时具有电泳分离和分子筛的作用，适用于分子质量较大的样品，如 DNA、RNA、蛋白质分子的分离和分析。一般来说，分子质量较大的分子采用低浓度的凝胶分离纯化，而分子质量较小的分子宜采用高浓度凝胶进行分离纯化。

4. 聚丙烯酰胺凝胶电泳 聚丙烯酰胺凝胶电泳 (polyacrylamide gel electrophoresis，PAGE) 是以聚丙烯酰胺凝胶作为支持介质。通常聚丙烯酰胺凝胶的机械强度随着浓度的增加而增加，而透明度和孔径大小均随着凝胶浓度的增加而减少。聚丙烯酰胺凝胶的透明度较好，可以直接用于照相；可以通过控制凝胶浓度与交联度，从而调节凝胶孔径，以便分离不同分子质量的生物大分子；同时机械强度好、不易碎、便于操作和长期保存；此外还具有重复性好、灵敏度高、电渗小等特点。

聚丙烯酰胺凝胶电泳将电荷效应及分子筛作用有机结合在一起。蛋白质在压缩胶中被压缩形成高浓度蛋白质区带，当逐渐迁移至分离胶时，各种蛋白质所带净电荷不同，因而各自具有不同的迁移率；另外由于分离胶凝胶浓度大，分子筛孔小，蛋白质进入分离胶受到阻力，此时多组分样品中的蛋白质按照各自的形状、所带净电荷以及分子质量等按照一定顺序分离为不同的蛋白质区带。

5. 等电聚焦电泳 等电聚焦电泳 (isoelectric focusing electrophoresis，IEFE) 是利用具有 pH 梯度的支持介质分离纯化等电点 (pI) 不同的蛋白质。该电泳具有高灵敏度、高分辨率、重复性好、应用范围广等特点，但不适用于在等电点发生沉淀或变性的蛋白质样品。

在等电聚焦电泳中，利用载体两性电解质能在支持介质凝胶 (如琼脂糖凝胶、聚丙烯酰胺凝胶、葡聚糖凝胶等) 中形成 pH 梯度，其分布从正极到负极，pH 逐渐增大。在电泳过程中，pI 各异的蛋白质将分别聚焦到等于其 pI 的 pH 区域，从而形成一条条狭窄的蛋白质区带。等电聚焦电泳可以分辨出等电点相差 0.001pH 单位的蛋白质。

6. 毛细管电泳 毛细管电泳又称高效毛细管电泳 (high - performance capillary electrophoresis，HPCE) 或毛细管分离法 (CESM)，是根据样品中各组分在高压直流电场中的迁移率不同，通过毛细管加以分离的液相分离技术。该电泳具有微量、高效、快速、灵敏度高、分辨率高、自动化等特点。

7. 双向凝胶电泳 双向凝胶电泳 (two - dimensional gel electrophoresis，2 - DE) 是由任意两种单向凝胶电泳组合而成，即先根据一定的分离原理进行第一向电泳后，然后再按照另一分离原理进行与第一向方向垂直的第二向电泳。目前最常用的是等电聚焦电泳与 SDS - PAGE 为一体的双向凝胶电泳，该电泳第一向是按照蛋白质 pI 差异进行分离，第二向则是以蛋白质分子质量大小的差异进行分离。

（五）电泳仪的使用注意事项

1. 用导线将电泳仪与电泳槽连接，注意电极不要接反。

2. 电泳仪在通电状态下，禁止人体接触电泳物、电极及其他电泳体系部分。

3. 仪器通电过程中不要临时增加或拔除输出导线插头，以防止发生短路现象。

4. 使用过程中发现异常气味、噪音较大或放电等异常现象，须立即关闭电源以免发生意外事故。

（张淑芳　兰凤英）

第四章 综合性实验

第一节 呼吸系统实验

PPT

学习目标

知识目标：

1. 掌握 呼吸衰竭动物模型的复制；呼吸衰竭的判定标准；化学性因素和肺牵张反射对呼吸运动的调节。

2. 熟悉 呼吸衰竭的发病机制；血气分析的操作过程及注意事项。

3. 了解 呼吸衰竭的常规抢救措施；动物呼吸曲线、血压的记录方法。

技能目标：

1. 能运用所学的生理、生化指标并结合临床表现判断呼吸衰竭的类型。

2. 能熟练完成血气分析及呼吸运动影响因素的实验操作。

3. 能够用所学的知识合理地分析和解释神经和化学物质对呼吸运动的调节及机制。

素质目标：

1. 培养学生协同合作的团队意识。

2. 培养学生善待动物和感恩奉献的意识。

3. 培养学生严谨的工作作风和缜密的科研思维。

📖 导学情景

情景描述： 患者，男，76岁。反复咳嗽、咳痰5个月，因胸闷气促1周入院。体格检查：T 38.8℃，P 100次/分，R 30次/分，BP 110/80mmHg，SpO_2 80%，神志清楚，精神差，口唇和甲床黏膜青紫。双肺可闻及湿性啰音，双下肢轻度水肿。入院肺部CT示：左肺，右中肺感染，左侧胸腔积液。血气分析：pH 7.25，PO_2 43.5mmHg，PCO_2 51.2mmHg。诊断为重症肺炎，呼吸衰竭（Ⅱ型）。给予抗感染及呼吸机辅助呼吸治疗。

情景分析： 结合病史、体格检查和CT表现等，患者诊断为重症肺炎，呼吸衰竭（Ⅱ型）。呼吸衰竭是指肺通气或换气功能发生严重障碍的病症，常常伴有缺氧、二氧化碳潴留等现象。根据病情严重的程度，呼吸衰竭可分为Ⅰ型呼吸衰竭（低氧血症型）和Ⅱ型呼吸衰竭（高碳酸血症型）两种类型。

讨论： 请问低氧血症和高碳酸血症对呼吸运动有何影响？

学前导语： 呼吸衰竭是临床上一种很常见的病症，常伴有低氧血症或高碳酸血症。熟悉和了解呼吸衰竭的发病机制及常规抢救措施对医学生十分必要。

实验项目一　呼吸运动影响因素的观察 微课

【实验目的】

1. 学习呼吸运动曲线的记录方法。

2. 观察不同因素对家兔呼吸运动的影响，并分析作用机制。

【实验原理】

呼吸运动之所以能够有节律地进行，并能适应机体代谢的需要，是由于体内存在着完善的调节机制。其中肺的牵张反射和化学感受性反射在呼吸节律的调节中发挥重要的作用。吸气时，肺扩张，牵张感受器兴奋，冲动经迷走神经传入延髓，在延髓内通过一定的神经联系使吸气切断机制兴奋，抑制吸气，转入呼气。呼气时，肺缩小，对牵张感受器的刺激减弱，传入冲动减少，减弱了对吸气中枢的抑制，吸气中枢再次兴奋，吸气肌收缩产生吸气。肺牵张反射的传入神经为迷走神经。因此，切断兔双侧迷走神经后，吸气延长、加深，呼吸变得深而慢。而当动脉血 PO_2 降低、PCO_2 或 H^+ 浓度升高时，通过兴奋外周化学感受器反射性地兴奋呼吸中枢，引起呼吸加深加快；当局部脑组织中或脑脊液中 H^+ 浓度升高时，兴奋中枢化学感受器，引起呼吸加深加快。

? 想一想4-1-1

肺牵张反射对呼吸运动有什么作用？

答案解析

【动物与器材】

1. 实验动物： 家兔。

2. 器材： 哺乳动物实验成套器械和用品，生物信号采集系统，张力换能器，刺激电极，20ml 和 5ml 注射器各 1 支，玻璃分针，纱布，手术线，铁架台，兔手术台，50cm 长橡皮管 1 条，CO_2 球囊，缺氧瓶。

3. 药品与试剂： 20% 氨基甲酸乙酯，1% 肝素，3% 乳酸，$NaHCO_3$，生理盐水。

【实验方法】

1. 麻醉和固定　取兔，称重，耳缘静脉缓慢注射 20% 氨基甲酸乙酯（5ml/kg），麻醉后仰卧固定于兔手术台上。

2. 手术

（1）气管的分离与插管　用粗剪刀剪去颈部手术部位毛，沿颈正中线做一 5～7cm 长的皮肤切口。分离皮下组织及肌肉，暴露和分离气管。在气管下方穿一条手术线备用，于甲状软骨尾侧 2～3cm 处做倒 T 形切口，插入气管插管，用备用线结扎固定。

（2）迷走神经的分离　在气管两侧辨别并分离双侧迷走神经。分离后分别在两侧迷走神经下方穿一条手术线标记备用。完成后用热生理盐水纱布覆盖切口部位。

3. 实验装置的连接与使用　气管插管的一侧与张力换能器相连接。张力换能器再与生物信号采集系统的通道接口连接，刺激电极与系统的刺激输出连接。打开生物信号采集系统，进入"呼吸运动影响因素观察"实验，描记呼吸运动曲线。

4. 观察项目

（1）平静呼吸 记录麻醉状态下的呼吸运动曲线，认清曲线上升支、下降支与吸气相、呼气相的对应关系。

（2）CO_2对呼吸运动的影响 将CO_2气囊的导气管口对准气管插管，逐渐松开螺旋夹，使CO_2随吸入气缓慢进入气管，增加吸入气中的CO_2浓度，观察呼吸运动及曲线的变化。

（3）低O_2对呼吸运动的影响 气管插管的侧管与缺氧瓶相连，伴随呼吸，瓶内的O_2减少，而呼出的CO_2被钠石灰吸收。一段时间之后，导致低O_2但CO_2含量没有增加。观察呼吸运动及曲线的变化。

（4）增大解剖无效腔对呼吸运动的影响 将50cm长的橡皮管连接至气管插管上，观察呼吸运动及曲线的变化。

（5）H^+对呼吸运动的影响 用5ml注射器由耳缘静脉快速推注3%乳酸2ml，观察呼吸运动及曲线的变化后，耳缘静脉注射$NaHCO_3$，观察呼吸曲线的变化。

（6）迷走神经在呼吸节律调节中的作用 轻轻提起一侧迷走神经的标记线，打结之后于外周端剪断，观察呼吸运动及曲线的变化；再提起另一侧迷走神经结扎、剪断，观察呼吸运动及曲线的变化。随后，用中等强度电流（参考：串刺激，串长6s，波宽2ms，幅度1V，频率30Hz）刺激迷走神经中枢端，观察呼吸运动及曲线的变化。

【注意事项】

1. 家兔麻醉时，控制麻醉药的量，麻醉过程中注意观察家兔的各项指标，避免家兔因麻药过量而死亡。

2. 气管插管前，应将气管分泌物清理干净；手术过程中应尽量避免损伤血管，并注意及时止血，保持手术视野清楚。

3. 注意保护神经。不要过度牵拉，并随时用生理盐水湿润。

4. 施加影响因素时，时间不宜过长。动物一旦出现效应，应立即去除施加因素，待呼吸运动平稳后再进行下一项观察。

【结果与分析】

1. 记录每项实验的结果，分析产生的原因。

观察项目	呼吸频率（次/分）	呼吸深度
1. 平静呼吸		
2. CO_2对呼吸运动的影响		
3. 缺氧对呼吸运动的影响		
4. 增大解剖无效腔		
5. H^+增多 + $NaHCO_3$		
6. 迷走神经对呼吸运动的影响		
切断一侧迷走神经		
切断另一侧迷走神经		
电刺激迷走神经的中枢端		

2. 讨论CO_2、H^+和O_2对呼吸运动的影响。

实验项目二　呼吸衰竭

【实验目的】

1. 学会复制呼吸衰竭模型，了解呼吸衰竭的常规抢救措施。
2. 能结合生理、生物化学指标及临床表现对呼吸衰竭进行判断。
3. 在实验操作过程中学会与他人合作与配合，领悟合作的目的与意义。

【实验原理】

呼吸衰竭是指外呼吸功能严重障碍，导致 PaO_2 降低或伴有 $PaCO_2$ 增高的病理过程。诊断呼吸衰竭的血气标准为 $PaO_2 < 60mmHg$，伴有或不伴有 $PaCO_2$ 的升高。根据 $PaCO_2$ 是否升高，可将呼吸衰竭分为Ⅰ型呼吸衰竭（仅 $PaO_2 < 60mmHg$，$PaCO_2$ 正常或降低）和Ⅱ型呼吸衰竭（$PaO_2 < 60mmHg$，同时伴有 $PaCO_2 > 50mmHg$）。呼吸运动是呼吸中枢节律性活动的反映。影响肺通气和肺换气的因素均可导致呼吸衰竭的发生，如呼吸道、肺组织、肺血管、胸廓、中枢神经系统的病变等。

✎ 练一练4-1-1

引起呼吸衰竭的病因通常是

A. 内呼吸功能严重障碍　　　　B. 外呼吸功能严重障碍
C. 内、外呼吸功能严重障碍　　D. 血液携氧能力降低
E. 组织细胞利用氧能力减小

答案解析

👁 看一看

呼吸衰竭的临床治疗原则

呼吸衰竭的临床治疗原则是：①积极治疗原发病，合并细菌感染时应使用敏感抗生素，去除诱发因素。②保持呼吸道通畅和有效通气量，可给予解除支气管痉挛和祛痰药物，如沙丁胺醇、硫酸特布他林解痉，乙酰半胱氨酸、盐酸氨溴索等药物祛痰。必要时可用肾上腺皮质激素静脉滴注。③纠正低氧血症，可用鼻导管或面罩吸氧；严重缺氧和伴有二氧化碳潴留，有严重意识障碍，出现肺性脑病时应使用机械通气以改善低氧血症。④注意纠正酸碱失衡、心律紊乱、心力衰竭等并发症。

❓ 想一想4-1-2

呼吸衰竭的患者伴有缺氧，吸氧治疗以提高 PaO_2 水平。给患者吸氧原则是什么？

答案解析

【动物与器材】

1. **实验动物**：家兔。
2. **器材**：哺乳动物手术器械，兔手术台，兔气管插管，压力换能器，血管插管，三通，动脉夹，呼吸换能器，听诊器，缝合线，注射器（2ml、10ml、20ml），软木塞，天平，螺旋夹，血气分析仪，生物信号采集系统。
3. **药品与试剂**：20%氨基甲酸乙酯溶液（或1%戊巴比妥钠溶液）、0.5%肝素生理盐水。

【实验方法】

1. **麻醉和固定**　取兔，称重，耳缘静脉缓慢注射20%氨基甲酸乙酯（5ml/kg），麻醉后仰卧位固

定于兔手术台上。

2. 颈部手术

（1）气管的分离与插管　用粗剪刀剪去颈部手术部位毛，沿颈正中线做一5～7cm长的皮肤切口。分离皮下组织及肌肉，暴露和分离气管。在气管下方穿一条手术线备用，于甲状软骨尾侧2～3cm处做倒T形切口，插入气管插管，用备用线结扎固定。

（2）颈总动脉的分离与插管　详见"急性动物实验常用的手术方法"。注意需要分离双侧的颈总动脉（一侧用于测量动脉血压，另外一侧动脉取血）。

3. 连接设备

（1）呼吸换能器的连接　一端连电脑信号输入通道，一端连气管插管。气管插管另一口接一配有螺旋夹的乳胶管，可改变管口径大小。

（2）压力换能器的连接　一端连电脑信号输入通道，一端连颈总动脉插管。

（3）启动生物信号采集系统，选择相应的实验项目。

4. 观察项目　用听诊器听心音强度、肺部呼吸音等，描记呼吸、血压曲线，用充有肝素生理盐水的注射器从颈总动脉取血约1ml，将针头迅速插入小木塞，供血气分析测量使用。

（1）正常的心音强度、呼吸音　生物信号采集系统描记呼吸和血压曲线，颈总动脉取血测量正常血气指标。

（2）呼吸道不完全阻塞模型复制　调节螺旋夹，分别使乳胶管管腔缩窄至原来的1/2、2/3，每次持续时间均为30分钟，观察呼吸道不完全阻塞时呼吸频率、幅度、血压等变化，取颈总动脉血1ml做血气分析。

（3）呼吸道完全阻塞模型复制　调节螺旋夹使乳胶管管腔完全阻塞，观察呼吸道完全阻塞时呼吸频率、幅度、血压等变化，取颈总动脉血1ml做血气分析。

（4）观察阻塞后恢复情况　当动物呼吸停止时，立即行人工呼吸，观察动物恢复情况。

【注意事项】

1. 完全窒息的时间不应过长，最多只能持续1分钟，以免造成动物死亡。

2. 人工呼吸的方法是把右手拇指和其余四指分别放在兔胸两侧，以40次/分左右的频率进行有节奏地挤压。

3. 作血气分析时以肝素抗凝血为标本，要求严格密封。每次取血的标本量均应一致。取血时切忌与空气接触。

【结果与分析】

1. 记录每项实验的结果，分析产生的原因。

观察项目	呼吸频率（次/分）	呼吸幅度	血压（mmHg）	血气分析结果
正常				
不完全阻塞1/2				
不完全阻塞2/3				
完全阻塞				
人工呼吸救治				

2. 试着分析此次实验中家兔呼吸衰竭的病因及类型。

❤ **护爱生命** ———

不论是2003年的"非典型肺炎"还是2020年初暴发的"新冠肺炎"，病情严重的患者常出现咳嗽、发热、呼吸衰竭和呼吸窘迫综合征等。病情极具传染性。这两次疫情都涌现出了以钟南山院士为代表的大量的"白衣天使""最美逆行者"。他们坚守在抗疫第一线，不辞辛劳，与病毒做斗争，与死神争分夺秒，冒着生命危险救治危重患者，连续作战，承受着身体和心理的极限压力。广大医务人员用血肉之躯筑起阻击病毒的钢铁长城，挽救了一个又一个垂危生命，诠释了医者仁心和大爱无疆！钟南山院士也被授予"共和国勋章"。

目标检测

答案解析

1. 维持呼吸中枢兴奋性的重要体液物质是

    A. 一定浓度的 N_2　　　　　　　　　　　　　B. 一定浓度的 O_2

    C. 一定浓度的 CO_2　　　　　　　　　　　　D. 一定浓度的 H^+

    E. 一定浓度的 HCO_3^-

2. 对因通气障碍导致二氧化碳潴留的患者，氧疗原则是

    A. 给高浓度氧　　　　　　　　　　　　　　　B. 给纯氧

    C. 持续吸低浓度低流量氧　　　　　　　　　　D. 给高压氧

    E. 不用给氧

3. 影响气道阻力的最主要因素是

    A. 气道长度　　　　　　B. 气道的内径　　　　　　C. 气道的形态

    D. 气流的形式　　　　　E. 气流的速度

4. 通过兴奋中枢化学感受器增强肺通气的有效刺激是

    A. 脑脊液 H^+ 浓度升高　　　　　　　　　　B. 脑脊液 CO_2 分压升高

    C. 脑脊液 PaO_2 降低　　　　　　　　　　　D. 动脉血 H^+ 浓度升高

    E. 动脉血 PaO_2 降低

5. 缺 O_2 兴奋呼吸的作用机制是

    A. 直接兴奋延髓呼吸中枢　　　　　　　　　　B. 直接兴奋脑桥呼吸中枢

    C. 刺激中枢化学感受器　　　　　　　　　　　D. 刺激外周化学感受器

    E. 肺牵张反射

6. 缺 O_2 对中枢的直接作用是

    A. 兴奋作用　　　　　　B. 抑制作用　　　　　　C. 先兴奋后抑制

    D. 先抑制后兴奋　　　　E. 兴奋 – 抑制 – 兴奋

7. 切断双侧颈迷走神经后呼吸的改变是

    A. 呼吸深而慢　　　　　B. 呼吸频率加快　　　　　C. 呼吸幅度减小

    D. 吸气时程缩短　　　　E. 无变化

8. 关于肺牵张反射的叙述，错误的是

    A. 感受器为牵张感受器

    B. 传入神经为迷走神经

    C. 对家兔正常节律性呼吸有调节作用

    D. 此反射活动加强时促使吸气及时转入呼气

    E. 此反射活动加强时呼吸深而慢

9. 切断双侧颈迷走神经后，持续刺激迷走神经中枢端可能出现的现象是

A. 吸气加深

B. 吸气时相延长

C. 呼吸停止在吸气状态

D. 呼吸停止在呼气状态

E. 对呼吸无影响

10. 下列各因素中能使呼吸减弱的是

A. 吸入少量的 CO_2

B. 轻度缺氧

C. 血液中 H^+ 浓度轻度升高

D. 使用少量的尼可刹米

E. 使用少量的地西泮

11. 增大无效腔将导致

A. PaO_2 降低

B. $PaCO_2$ 降低

C. PaO_2 和 $PaCO_2$ 均升高

D. PaO_2 和 $PaCO_2$ 均降低

E. 不会改变 PaO_2 和 $PaCO_2$

（高 玲 胥 颖）

书网融合……

📄 重点回顾

ⓔ 微课

🎞 习题

PPT

第二节　循环系统实验

学习目标

知识目标：

1. 掌握　内环境成分变化对心脏舒缩的影响及作用机制；神经、体液因素及各种药物对动脉血压的影响及作用机制。

2. 熟悉　动脉血压的测量原理；心音听诊的方法；失血性休克的治疗措施及血管活性药物的疗效；动脉血压直接测量的方法。

3. 了解　正常心音的特点及产生原因；失血性休克的发病机制。

技能目标：

1. 能够熟练完成人体血压的测量，会报告和记录血压数值。

2. 能够完成离体蛙心标本的制备，会用仪器描记离体蛙心搏动曲线。

3. 能够复制失血性休克动物模型。

4. 能够完成家兔动脉血压的直接测量，会描记动脉血压曲线。

素质目标：

1. 培养学生协同合作的团队意识。

2. 培养学生严谨细致的工作习惯。

3. 培养学生尊重、关爱服务对象的良好职业素养。

📖 导学情景

情景描述：患者，女，25 岁。坐在小凳上连续洗衣服 1 小时。洗完后突然站立，出现一过性眼前发黑，但静立几秒后就很快恢复过来。

情景分析：结合其活动情境和突然发生的体位改变，可以判断患者出现的一过性眼前发黑，是由于其体位突然改变，导致回心血量减少而使动脉血压突然降低，继而产生的一时性脑供血不足造成的。在静立几秒后很快恢复过来，说明机体本身对突然发生的血压变化是具有一定的调节功能的。

讨论：人体血压发生变化时，可通过什么途径使血压快速恢复至正常？

学前导语：正常情况下，动脉血压受神经、体液等因素的影响和调节。其中颈动脉窦、主动脉弓压力感受性反射对于快速调节动脉血压，使其维持相对稳定起重要作用。掌握动脉血压的调节以及影响动脉血压的影响因素对于了解心血管系统疾病及诊治有重要意义。

实验项目一　人体动脉血压的测量与心音听诊

一、人体动脉血压的测量

【实验目的】

1. 学习人体动脉血压间接测量的原理和方法，测定人体肱动脉收缩压和舒张压。
2. 记住血压的正常值，并学会记录或报告血压数值。

【实验原理】

临床常用间接测压法测量人体肱动脉的血压值。其原理是从血管外加压后减压，用听诊法根据动脉音的产生、减弱或消失测定收缩压和舒张压。通常血液在血管内正常流动或被完全阻断时不会产生血管音，但如果血流经过狭窄处形成涡流，则可产生血管音。当用橡皮球向缠缚于上臂的袖带内打气使其压力超过收缩压时，完全阻断了肱动脉内血流，从置于肱动脉远端的听诊器中听不到任何声音，也触不到桡动脉的脉搏。然后缓慢放气以降低袖带内压，当其压力低于肱动脉的收缩压而高于舒张压时，血液将陆续地流过受压的血管，形成逐渐增强的动脉音。此时可在被压的肱动脉远端听到动脉音，也可触到桡动脉脉搏。如果继续放气，使袖带内压逐渐降低直至等于舒张压时，则血管内血流又由断续变成连续，动脉音突然由强变弱或消失。因此，刚能听到动脉音时的袖带内压相当于收缩压，而动脉音突然变弱或消失时的袖带内压则相当于舒张压。

❓ 想一想4-2-1

测量血压时如果袖带缠得过紧或过松，会对测量结果产生什么影响？

答案解析

【实验对象与器材】

1. **实验对象**：正常人。
2. **器材**：血压计，听诊器。

【实验方法】

1. 熟悉血压计的结构 血压计由水银检压计、袖带和气球 3 部分组成。检压计是一个标有刻度的玻璃管，上端与大气相通，下端与水银储槽相通。袖带是一个外包布套的长方形橡皮囊，借橡皮管分别与检压计的水银储槽和气球相通。气球是一个带有螺丝帽的橡皮球，供充气和放气用。

2. 测量血压的准备工作

（1）检查血压计是否完好，水银是否充足，气球是否漏气。

（2）让受试者脱去一侧衣袖，静坐桌旁 5 分钟以上。

（3）松开血压计上气球的螺丝帽，驱出袖带内的残余气体，然后将螺丝帽旋紧。

（4）让受试者将一侧前臂平放于桌上，手掌向上，使上臂与心脏处于同一水平，将袖带缠在该上臂，袖带下缘位于肘关节上 2cm 处，松紧须适宜。

（5）将听诊器两耳件塞入外耳道，务必使耳件的弯曲方向与外耳道一致。

（6）在肘窝内侧先用手指触及肱动脉脉搏所在，将听诊器胸件放置其上。

3. 测定收缩压 用橡皮气球向袖带内打气加压，先使血压计上水银柱逐渐上升到触不到桡动脉脉搏，然后继续打气加压 20～30mmHg。随即松开气球螺丝帽，缓慢放气以降低袖带内压，在水银柱缓慢下降的同时仔细听诊，当突然听到"崩崩"样的第 1 声动脉音时，血压计上所示水银柱刻度即代表收缩压。

4. 测定舒张压 继续缓慢放气降低袖带内压，这时动脉音有一系列变化，先由弱而强，而后由强突然变弱，最后则完全消失。在声音由强突然变弱后，水银柱再下降 5～10mmHg，声音才消失。声音由强突然变弱或消失时血压计上所示水银柱刻度即代表舒张压。血压通常记录为"收缩压/舒张压（mmHg）"。

【注意事项】

1. 室内必须保持安静，以利听诊。在听诊过程中，袖带充气或放气不宜过快或过慢。

2. 受试者需要静坐，上臂测量部位必须与心脏、检压计零点处于同一水平。

3. 听诊器胸件放在肱动脉搏动处，不可用力压迫动脉，更不能压在袖带底下进行测量。

4. 动脉血压通常连续测量 2～3 次，以两次比较接近的数值为准，取其平均值。重复测量时必须放气至压力降到 0mmHg。

【结果与分析】

1. 将实验作记录如下信息：姓名，性别，年龄（岁），动脉血压（mmHg）。

2. 根据你的操作，你认为哪些因素可影响血压的测定？如何避免？

二、心音听诊

【实验目的】

1. 学习心音听诊的方法。

2. 了解正常心音的特点及产生原因。

【实验原理】

心音主要是由于心瓣膜关闭和心肌收缩等引起的各种振动所产生的。在每一心动周期内用听诊器在胸壁前可听到两个心音。第一心音音调较低，历时较长，声音较响，它的产生是由于房室瓣的关闭和心室肌的收缩振动。由于房室瓣的关闭与心室收缩开始，几乎同时发生，因此第一心音是心室收缩的标志，其响度和性质变化，可反映心室肌收缩强、弱和房室瓣膜的机能状态。第二心音音调较高，历时较短，声音较清脆，它的产生主要是由于半月瓣的关闭振动。由于半月瓣关闭与心室舒张开始几乎同时发生，因此第二心音是心室舒张的标志，其响度可反映动脉压的高低。主要的听诊部位如图4-1。

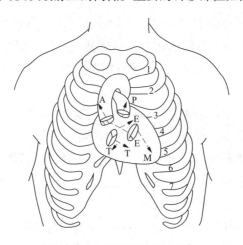

图4-1　心脏瓣膜的体表投影

👁 看一看

心音

心脏杂音是与正常心音毫不相同的一种杂乱的声音，它可以发生在第一心音与第二心音之间的收缩期，称为收缩期杂音；也可发生在第二心音与下一个第一心音之间的舒张期，称为舒张期杂音；杂音甚至可以在收缩期与舒张期内连续听到，称为连续性杂音。

病理性杂音是当心腔或大血管的通道发生狭窄时，血流通过狭窄的瓣膜孔会发生旋涡，从而产生响亮的病理性杂音。在心腔或大血管间发生异常通道，血液不完全向正常方向流动，发生分流时，也可产生病理性杂音。

【实验对象与器材】

1. 实验对象：正常人。

2. 器材：听诊器。

【实验方法】

1. 受试者安静端坐，充分暴露胸部。

2. 检查者佩戴好听诊器，以右手示指、拇指和中指轻持听诊器的胸件，紧贴于受试者胸部皮肤上，依次由左心房室瓣听诊区→主动脉瓣听诊区→肺动脉瓣听诊区→右心房室瓣听诊区逆时针顺次进行听诊，注意区分两心音。在心前区胸壁上的任何部位皆可听到两个心音。

3. 在听诊心音的同时，用手指触诊心尖搏动或颈动脉脉搏。根据两个心音的音调高低、历时长短、间隔时间及与心尖搏动的关系，鉴别两心音的不同。

【注意事项】

1. 实验室内必须保持安静，以利听诊。

2. 正确佩戴听诊器，听诊器的耳器方向应与外耳道方向一致（向前）。

3. 听诊器胸件按压不宜过紧或过松。橡皮管不得交叉、扭结，管切勿与它物摩擦，以免发生摩擦音影响听诊。

4. 如呼吸音影响听诊时，可令受试者屏气片刻。

【结果与分析】

将实验结果填于下表。

心音	第一心音	第二心音
特点		
标志意义		
原因		

实验项目二　离子及药物对离体蛙心活动的影响

【实验目的】

1. 学习离体蛙心的灌流方法及离体蛙心搏动曲线的描记方法。

2. 观察细胞外液离子浓度的变化对心脏舒缩的影响，分析其作用机制。

3. 在实验操作过程中培养成严谨细致的工作习惯。

【实验原理】

相对稳定的内环境理化因素是维持心脏正常节律性活动的必要条件。蟾蜍和蛙的正常起搏点是静脉窦，在不伤及静脉窦的前提下，用任氏液将失去神经支配的离体蛙心进行灌流，蛙心在一定时间内仍能保持节律性兴奋，产生节律性地收缩和舒张。若破坏这种适宜的理化环境，改变任氏液中的离子成分或在任氏液中加入某些药物，将引起心脏活动的改变。

✎ **练一练4-2-1**

蛙心的正常起搏点是

A. 心房　　　　　　　　B. 心室　　　　　　　　C. 房室交界区

D. 静脉窦　　　　　　　E. 浦肯野纤维

答案解析

❓ **想一想4-2-2**

临床上为患者补钾时，应尽量采取哪种给药方式？如若采用静脉补钾，必须注意什么问题？

答案解析

【动物与器材】

1. 实验动物： 蟾蜍或蛙。

2. 器材： 蛙类手术器械，医用丝线，蛙板，玻璃蛙心插管，铁支架，蛙心夹，长胶头滴管，搪瓷盆，张力换能器，电脑及生物信号采集处理系统。

3. 药品与试剂： 任氏液，0.65%氯化钠溶液，3%氯化钙溶液，1%氯化钾溶液，0.01%肾上腺素溶液，0.001%乙酰胆碱溶液，3%乳酸，2.5%碳酸氢钠溶液，0.05%阿托品溶液。

【实验方法】

1. 离体心脏标本

（1）取蟾蜍1只，破坏脑和脊髓，仰卧位固定在蛙板上，打开胸腔，暴露心脏，再剪开心包膜，使心脏暴露于心包膜外，识别心脏的各个解剖部位。

（2）蛙心插管。在主动脉干和左侧主动脉下各穿一线。将主动脉干下的线打一松结备用，将左侧主动脉下的线结扎。用左手提起结扎线，用眼科剪在结扎结的近心端剪一小斜口，右手将盛有少量任氏液的蛙心插管由此口插入，当插管头到达动脉圆锥后，稍稍后退，然后转向心室中央方向，当心室收缩时插入心室。

（3）随着心室搏动，插管的液面随着心室的缩舒而升降。将主动脉的松结扎紧，并固定在插管的玻璃钩上。用胶头滴管及时吸出插管中的血液，防止血液凝固，更换新鲜任氏液。轻轻提起蛙心插管使心脏抬高，剪断左、右主动脉，穿一根线在静脉窦与腔静脉交界处结扎（结扎线尽量向下，切勿损伤静脉窦），于结扎线的外侧剪去所有牵连的组织，将心脏游离下来，离体蛙心标本即制成。

2. 仪器装置　用木质试管夹将蛙心插管固定于铁支架上。张力换能器一端连电脑通道，一端用丝线连接蛙心夹，在心室舒张期用蛙心夹夹住心尖（不可夹得过多，以免因夹破心室而漏液），调整丝线松紧度。启动生物信号采集系统，选择相应的实验项目，调节显示器上心搏曲线的幅度适中。

3. 观察项目

（1）观察正常蛙心活动，描记正常蛙心搏动曲线。曲线的规律性代表心搏的节律性；曲线的幅度，代表心室的收缩强弱；曲线的顶点水平和基线，分别代表心室收缩和舒张的程度。

（2）将插管内任氏液全部吸出，换为 0.65% NaCl 溶液，观察曲线的变化。当出现明显变化时，用新鲜任氏液反复冲洗蛙心，使其活动恢复至正常水平，再进行下一项操作。

（3）向任氏液中滴加 3% $CaCl_2$ 溶液 1~2 滴，观察曲线的变化。更换任氏液同步骤（2）。

（4）向任氏液中滴加 1% KCl 溶液 1~2 滴，观察曲线的变化。更换任氏液同步骤（2）。

（5）向任氏液中滴加 0.01% 肾上腺素溶液 1~2 滴，观察曲线的变化。更换任氏液同步骤（2）。

（6）向任氏液中滴加 0.001% 乙酰胆碱溶液 1~2 滴，观察曲线的变化。更换任氏液同步骤（2）。

（7）向任氏液中滴加 0.05% 阿托品溶液 1~2 滴，描记心搏动曲线，然后加入 0.001% 乙酰胆碱溶液 1~2 滴，观察曲线的变化。更换任氏液同步骤（2）。

（8）加入 3% 乳酸溶液 1~2 滴，观察心搏动曲线变化，然后加入 2.5% 碳酸氢钠溶液 1~2 滴，观察曲线变化。

【注意事项】

（1）蛙心插管的尖端实验前要检查，不可过于尖锐锋利，心室插管时动作要轻，以免戳破心室壁；插管时勿用手捏心脏。

（2）剪下心脏时要小心，切勿损伤静脉窦。

（3）每次观察出现明显变化后，都应用干净的任氏液进行反复冲洗，待心跳恢复正常后，再进行下一项实验。

（4）每次换液时蛙心插管内的液面应保持相同的高度。

【结果与分析】

1. 记录整个实验过程的蛙心搏动曲线（可用电脑打印结果，贴于报告上）。

2. 分析本实验各项结果产生的原因。

实验项目三　急性失血性休克

【实验目的】

1. 学习复制失血性休克动物模型的方法。

2. 了解失血性休克的发病机制及血管活性药物对抢救失血性休克的疗效。

3. 通过基本操作训练，培养尊重、关爱服务对象的良好职业素养。

【实验原理】

根据微循环学说，休克可定义为各种原因引起的机体有效循环血量锐减，使微循环灌流量减少，导致重要生命器官功能代谢障碍和细胞功能紊乱的全身性病理过程。休克的病因有很多种，大量失血是引起休克的常见原因。休克的发生与否取决于失血量和失血速度，当失血量达到总血量的20%以上时，即可引起心排血量和平均动脉压下降而发生休克。

根据休克时微循环的变化特点可将休克分为三期：休克早期（休克代偿期或微循环缺血性缺氧期）、休克中期（可逆性失代偿期或微循环瘀血性缺氧期）、休克晚期（不可逆性失代偿期或微循环衰竭期）。对失血性休克的治疗，首先是病因学治疗，止血和补充血容量，以提高有效循环血量、心排血量，改善组织灌流量；其次是根据休克的不同发展阶段合理应用血管活性药物，改善微循环。

✎ 练一练4-2-2

快速失血量超过机体总血量的多少时即可引起休克？

A. 5%　　　　　　B. 10%　　　　　　C. 15%　　　　　　D. 18%　　　　　　E. 20%

答案解析

【动物与器材】

1. 实验动物： 家兔。

2. 器材： 哺乳动物手术器械，兔手术台，显微镜，恒温水浴灌流盒，储液瓶，动脉插管，静脉插管，导尿管，注射器（1ml、20ml），气管插管，压力换能器，呼吸换能器，输液架，电脑及生物信号采集处理系统。

3. 药品与试剂： 20%氨基甲酸乙酯溶液（或1%戊巴比妥钠溶液），0.5%肝素生理盐水，生理盐水，液状石蜡，0.1%多巴胺溶液，0.01%去甲肾上腺素溶液，0.01%异丙肾上腺素溶液。

【实验方法】

1. 麻醉和固定　取兔，称重，耳缘静脉缓慢注射20%氨基甲酸乙酯（5ml/kg），麻醉后仰卧固定于兔手术台上。

2. 全身肝素化　耳缘静脉注射0.5%肝素生理盐水1ml/kg。

3. 颈部手术

（1）气管的分离与插管　方法见"急性动物实验常用的手术方法"。

（2）双侧颈总动脉分离与插管　一侧用于测动脉血压，另一侧用于放血。方法见"急性动物实验常用的手术方法"。

（3）右侧颈外静脉分离与插管　测中心静脉压用。方法见"急性动物实验常用的手术方法"。

4. 腹部手术

（1）尿道插管或膀胱插管　记录尿量变化用。方法见"急性动物实验常用的手术方法"。

（2）侧腹部手术　在右侧腹直肌旁剪毛，作5cm右纵向切口，打开腹腔后，找出一段游离较大的小肠祥，轻轻拉出，放置在恒温微循环灌流盒中，显微镜下观察微循环的变化。

5. 设备连接

（1）呼吸换能器连接　一端连电脑信号输入通道，一端连气管插管。

（2）压力换能器（Ⅰ）连接　一端连电脑信号输入通道，一端连左侧颈总动脉插管。

（3）压力换能器（Ⅱ）连接　一端连电脑信号输入通道，一端连右侧颈外静脉插管。

（4）储液瓶连接　颈总动脉插管连储液瓶，输液管连储液瓶。

（5）记滴器连接　一端连电脑信号输入通道，一端置于尿道（或膀胱）插管下，感应区能接到尿滴。

6. 观察项目　启动生物信号采集系统，选择相应实验项目。

（1）观察记录家兔放血前各项生理指标　包括皮肤黏膜颜色、血压、呼吸、心率、中心静脉压、尿量和肠系膜微循环。

（2）复制失血性休克模型　用储液瓶（抗凝）收集放出的血液。

1）第一次放血：打开三通，从颈总动脉放血，放血量为家兔总血量的10%，在放血后即刻和放血后5min，分别观察记录上述各项指标变化。

2）第二次放血：放血量为家兔总血量的20%～30%或血压降至30mmHg（4Kpa）左右停止放血，观察记录上述各项指标变化。

（3）实验性抢救（可分组）　各组可采用不同的抢救方法，抢救时密切观察各项指标变化。

1）输血或输液：快速从静脉输回原血或与失血量等量的生理盐水（150滴/分）。

2）多巴胺治疗：静脉输入0.1%多巴胺0.2ml/kg（药物加入输液装置）。

3）异丙肾上腺素治疗：静脉输入0.01%异丙肾上腺素0.3ml/kg（药物加入输液装置）。

4）去甲肾上腺素治疗：静脉输入0.01%去甲肾上腺素0.25ml/kg（药物加入输液装置）。

【注意事项】

1. 本实验手术多，应尽量减少手术中出血和休克。

2. 颈总动脉插管须固定好，实验过程中防止其过度移动和滑脱。

3. 麻醉深浅度要适度，麻醉过浅，动物疼痛，可致神经源性休克。

4. 牵拉肠祥动作要轻，以免引起创伤性休克。

【结果与分析】

1. 记录各项实验的结果，分析在不同时期各指标变化的机制。

2. 用何种血管活性药物治疗失血性休克更好？为什么？

实验项目四　水　肿

【实验目的】

1. 学习蟾蜍整体灌注标本的制备，复制蟾蜍水肿模型。

2. 观察毛细血管血压、血浆胶体渗透压、毛细血管壁通透性的改变以及淋巴回流受阻等因素对水肿发生的影响，并分析其机制。

【实验原理】

水肿是指过多的液体在组织间隙或体腔中积聚。血管内外液体交换平衡失调（组织液的生成大于回流）或体内外液体交换平衡失调（钠、水潴留），可引起水肿。

组织液的生成大于回流，受毛细血管血压、血浆胶体渗透压、毛细血管壁通透性以及淋巴回流受阻等多种因素的影响，上述因素均可引起血管内外的液体交换失平衡而导致水肿的发生。

水肿的分类

水肿有多种分类方法：①按水肿波及的范围可分为全身性水肿和局部性水肿；②按发病原因可分为肾性水肿、肝性水肿、心性水肿、营养不良性水肿、淋巴性水肿、炎性水肿等；③按水肿发生的器官组织可分为皮下水肿、脑水肿、肺水肿等。

? 想一想4-2-3

临床上出现水肿，可用哪类药物进行改善？

答案解析

【动物与器材】

1. 实验动物： 蟾蜍。

2. 器材： 粗剪刀，眼科剪，眼科镊，刺蛙针，蛙板，蛙心夹，丝线，固定钉，滴定架，测定夹，50ml 输液瓶 1 个，莫非管 1 根，细塑料管 2 根，15cm 橡皮管 2 根，5ml 注射器 1 支、1ml 注射器 1 支、10ml 量杯 2 个，输液调节器 1 个，9 号针头 2 个，4 号针头 1 个，干棉球若干。

3. 药品与试剂： 0.1% 组胺，1% 肝素，任氏液，中分子右旋糖酐液。

【实验方法】

1. 蟾蜍血管灌流装置的准备 在距蟾蜍高度约 25cm 的地方将 50ml 输液瓶挂在输液架上。将 20～30ml 任氏液加入输液瓶中，使其充满输液管道，待驱尽莫非管以下部分的气泡后，旋紧调节器（图 4-2）。

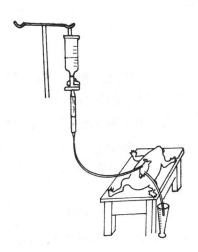

图 4-2 蟾蜍动-静脉灌流装置

2. 蟾蜍动-静脉灌流系统的制备

（1）自蟾蜍枕骨大孔处将刺蛙针刺入，捣毁脑及脊髓，至蟾蜍前、后肢瘫软。

（2）将蟾蜍仰卧位固定于蛙板上，用粗剪刀沿胸骨正中线剪开暴露胸腔，并将胸锁关节剪开，再用眼科剪剪开心包，完全暴露心脏后，辨认心脏各结构以及主要血管。

（3）将蟾蜍左侧主动脉分离后，在其下方穿两根丝线，并结扎近心端，用 1ml 注射器向结扎的主动脉上方注射 1% 肝素 0.2ml，然后在注射部位用眼科剪剪一小口，将细塑料管向头端方向插入 0.5～0.8cm，结扎固定（图 4-3A），用橡皮管将塑料管另一端与输液管连接。

（4）用蛙心夹夹住蟾蜍心尖部，向头侧翻转心室。于房室交界处剪一小口，待流出一些血液后，将另一根塑料管插入静脉窦，观察塑料管内有液体连续流出时，用丝线在剪口下方环绕心房结扎固定（图 4-3B），此时心室停止搏动。将塑料管另一端连接橡皮管垂于蛙板下，使流出的回心液体全部收集在量杯中。旋开调节器，以最快速度灌流，待流出量等于或接近流量，输液瓶内任氏液液面降至 2ml 开始灌流实验。另在蟾蜍背部穿过一根丝线，作为阻断淋巴和浅表静脉之用。

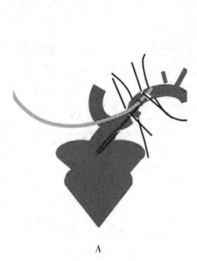

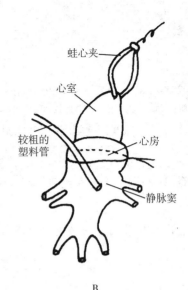

图 4 - 3　蟾蜍动 - 静脉灌流装置

3. 灌流

（1）在输液瓶中加入 8ml 任氏液，同时用量筒接取心房导管流出的液体。当输液瓶内液面降至 2ml 处，记录收集到的液体量。

（2）用事先在蟾蜍背部穿过的丝线在剪口下方结扎躯干，快速向输液瓶内加入 8ml 任氏液，当液面降至 2ml 处，记录流出量。注意结扎时松紧度适宜。记录到流出量后将丝线松开。

（3）在输液瓶中加入 8ml 中分子右旋糖酐，用同法记录流出量。然后，再加入 5ml 任氏液，记录流出量。

（4）在输液瓶中加入 2ml 0.1% 组胺液，待液面降至 2ml 处，加入 8ml 任氏液，记录液面降至 2ml 处的流出量。然后取 5ml 任氏液加入输液瓶中，再次记录流出量。

【注意事项】

1. 安装灌流装置时，要排尽莫非管以下部分的气泡。

2. 手术切口不宜过大，以能充分暴露心脏为宜，以免过多液体经断端流失。

3. 要始终保持灌入及流出的畅通，当滴速过慢或不滴时，可调整插管位置。

4. 每次实验，事先用量筒将需用的试剂取好，防止液体流过 2ml 基线处。

【结果与分析】

1. 记录在不同因素情况下组织间液生成的量。

观察项目	灌入量（ml）	流出量（ml）
任氏液	8	
任氏液 + 结扎躯干	8	
右旋糖酐	8	
任氏液	5	
组胺液	2	
任氏液	8	
任氏液	5	

2. 分析不同因素对组织间液生成量影响的作用机制。

实验项目五 动脉血压调节及药物对动脉血压的影响 微课

【实验目的】

1. 学会直接测量动脉血压的方法。

2. 观察神经因素、体液因素改变对动脉血压的影响。

3. 掌握实验中各种因素对动脉血压影响的机制。

【实验原理】

　　动脉血压是动脉内流动的血液对单位面积血管壁产生的侧压力，是反映心脏和血管功能的综合指标。动脉血压的形成部位是在大动脉（主动脉、肺动脉）。影响血压变动的生理因素包括每搏输出量、心率、外周血管阻力及循环血量等。凡是能影响到以上因素的，均会对血压产生影响。正常情况下，动脉血压受神经、体液等因素的影响和调节。心血管活动的神经调节是通过各种心血管反射来完成的，其中颈动脉窦、主动脉弓压力感受性反射对快速调节动脉血压，使其相对稳定起重要作用。参与体液调节的生物活性物质包括肾上腺素和去甲肾上腺素等，大多数传出神经系统药物如异丙肾上腺素、酚妥拉明、阿托品、乙酰胆碱等可通过激动或阻断相应的受体而发挥药理作用，而激动药和阻断药之间存在相互拮抗的作用。动脉血压的测量分为直接测量法和间接测量法，本实验采用的是直接测量法。

✖ **练一练4-2-3**

影响动脉血压的因素不包括

A. 心率　　　　　　　　B. 呼吸频率　　　　　　　　C. 心输出量

D. 外周阻力　　　　　　E. 大动脉管壁弹性

答案解析

【动物与器材】

1. 实验动物：家兔。

2. 器材：兔手术台，哺乳动物手术器械一套，注射器（1ml、5ml、20ml），动脉插管，静脉插管，压力换能器，呼吸换能器，刺激电极，电子秤等。

3. 药品与试剂：20%氨基甲酸乙酯溶液，0.5%肝素生理盐水，生理盐水，0.01%去甲肾上腺素，0.01%肾上腺素，0.005%异丙肾上腺素，0.25%酚妥拉明，0.05%阿托品，0.001%乙酰胆碱。

【实验方法】

1. 麻醉和固定　取兔，称重，耳缘静脉缓慢注射20%氨基甲酸乙酯（5ml/kg），麻醉后仰卧固定于兔手术台上。

2. 手术

（1）气管分离与插管　在家兔锁骨到下颌之间剪毛备皮，沿颈部中线切开或剪开颈部皮肤（切口长度5~7cm），逐层切开皮下组织、颈部肌肉，暴露分离气管并做气管插管。

（2）动脉分离与插管　分离左右两侧颈动脉鞘，仔细辨认其中的血管和神经，分离左、右颈总动脉（2~3cm）。左侧颈总动脉下穿两条线，将远心端线结扎、近心端备用，在两条线之间用动脉夹夹住动脉，用眼科剪刀在动脉夹与结扎线之间的动脉管壁上做一楔形切口，将充满肝素溶液的动脉插管插入动脉内，打开动脉夹后将动脉插管向深处插入，用近心端线将动脉插管及动脉结扎固定，将动脉插管与压力换能器和电脑记录装置连接，记录动脉血压曲线及数值变化；右侧颈总动脉下方穿一条线备用。

（3）静脉分离与插管　分离右侧颈外静脉（2~3cm），在其下方穿两条线，将远端线结扎，在两条线之间的静脉管壁上做一楔形切口，将充满肝素生理盐水的静脉插管插入后结扎固定。做静脉插管目的是建立给药通道。

（4）分离右侧迷走神经　用玻璃分针将右侧颈动脉鞘内的迷走神经分离后，在其下方穿一条线备用。

3. 观察项目

（1）观察描记正常的血压曲线，记录血压数值。

（2）用动脉夹夹闭右侧颈总动脉15秒，观察血压的整体调节，记录血压变化。

（3）待血压恢复正常水平后，刺激右侧迷走神经3~5秒，观察并记录动脉血压变化。刺激方式为连续串刺激模式、刺激强度为5V。

（4）待血压恢复正常水平后，静脉插管注射0.01%去甲肾上腺素（0.1ml/kg），观察并记录血压变化。

（5）待血压恢复正常水平后，静脉插管注射0.01%肾上腺素（0.1ml/kg），观察并记录血压变化。

（6）待血压恢复正常水平后，静脉插管注射0.005%异丙肾上腺素（0.05ml/kg），观察并记录血压变化。

（7）待血压恢复正常水平后，静脉插管注射0.25%酚妥拉明（0.3ml/kg），观察并记录血压变化。

（8）待第7步骤观察到血压下降明显后，分别重复第4、第5、第6实验步骤，再观察并记录血压变化。

（9）待血压恢复正常水平后，静脉插管注射0.001%乙酰胆碱（0.05ml/kg），观察并记录血压变化。

（10）待血压恢复正常水平后，静脉插管注射0.05%阿托品（2ml/kg）后，立即注射0.001%乙酰胆碱（0.05ml/kg），观察并记录血压变化。

【注意事项】

1. 实验过程中需固定好插管，保持动、静脉插管与血管平行，避免刺破血管引起出血，并保持动、静脉插管通畅。

2. 抽取药物时，每一种药物要使用固定的注射器，不能混用。

3. 由静脉插管注射药物后，需要再向静脉插管内注射少量肝素生理盐水，将插管内的药物推入血管内，同时使插管内始终充满肝素生理盐水。

4. 除特殊说明外，不同药物给药的间隔时间应以血压恢复至正常水平为宜。

【结果与分析】

1. 将各项实验结果填入以下表格。

步骤	血压（mmHg）	
	实验前	实验后
1. 记录正常血压		
2. 夹闭右侧颈总动脉15秒		
3. 电刺激迷走神经3~5秒		
4. 静脉注射0.01%去甲肾上腺素（0.1ml/kg）		
5. 静脉注射0.01%肾上腺素（0.1ml/kg）		

续表

步骤	血压（mmHg）	
	实验前	实验后
6. 静脉插管注射0.005%异丙肾上腺素（0.05ml/kg）		
7. 静脉注射0.25%酚妥拉明（0.3ml/kg）		
8. 重复步骤4、5、6		
9. 静脉注射0.001%乙酰胆碱（0.05ml/kg）		
10. 静脉注射0.05%阿托品（2ml/kg）后，立即注射0.001%乙酰胆碱（0.05ml/kg）		

2. 分析以上各项实验结果产生的机制。

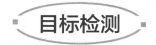

答案解析

1. 下述测量血压的操作，不正确的是

　　A. 保持室内安静，以利听诊

　　B. 袖带缠绕于上臂中部，其下缘距肘窝2cm

　　C. 听诊器胸件应压在袖带下

　　D. 重复测量时，必须将袖带内的空气放尽后，再重新充气加压

　　E. 发现血压超出正常范围时，应让被测者休息10min后复测

2. 第一心音的产生标志着

　　A. 心室收缩的开始　　　　B. 心室舒张的开始　　　　C. 心房收缩的开始

　　D. 心房舒张的开始　　　　E. 心室开始收缩或舒张

3. 将蛙心插管内的任氏液全部换成0.65%NaCl溶液时蛙心收缩变化是

　　A. 减弱　　　　　　　　　B. 增强　　　　　　　　　C. 先减弱后增强

　　D. 先增强后减弱　　　　　E. 无变化

4. 肾上腺素能激动心肌细胞膜上

　　A. β_1受体　　　　　　　　B. α受体　　　　　　　　C. M受体

　　D. N受体　　　　　　　　E. β_2受体

5. 细胞外液Ca^{2+}浓度增加时

　　A. 不影响心肌收缩力　　　　　　　　　B. 心肌收缩力减弱

　　C. 心肌收缩力加强　　　　　　　　　　D. 慢反应自律细胞0期去极速率减慢

　　E. 心室肌动作电位平台期电位下移

6. 不能静脉推注的药物是

　　A. 葡萄糖　　　　　　　　B. 生理盐水　　　　　　　C. 葡萄糖酸钙

　　D. 氯化钾溶液　　　　　　E. 肾上腺素

7. 快速失血量不超过机体总血量的（　　）时，机体可以代偿

　　A. 10%　　　　　　　　　B. 20%　　　　　　　　　C. 30%

　　D. 40%　　　　　　　　　E. 50%

8. 心输出量减少，中心静脉压下降，外周阻力增加可见于

　　A. 过敏性休克　　　　　　B. 失血性休克　　　　　　C. 心源性休克

D. 感染性休克　　　　　　　　E. 高动力型休克

9. 可使组织液生成增加的是

　A. 毛细血管血流速度慢　　　　　　　　　B. 毛细血管血压升高

　C. 血浆胶体渗透压升高　　　　　　　　　D. 组织液静水压升高

　E. 组织液胶体渗透压降低

10. 在家兔实验中，用动脉夹夹闭右侧颈总动脉时，可引起

　　A. 交感神经紧张性活动增强　　　　　　　B. 交感神经紧张性活动不变

　　C. 迷走神经紧张性活动增强　　　　　　　D. 交感神经紧张性活动减弱

　　E. 迷走神经紧张性活动不变

11. 在家兔实验中，用适宜的强度刺激迷走神经外周端，所引起血压的降低

　　A. 与血容量变化有关　　　　　　　　　　B. 与心输出量变化有关

　　C. 与外周阻力变化有关　　　　　　　　　D. 与 A、B、C 均有关

　　E. 与 A、B、C 均无关

12. 给家兔静脉注射乙酰胆碱后，血压会出现

　　A. 基本不变　　　　　B. 明显升高　　　　　C. 下降

　　D. 先降后升　　　　　E. 升高或不变

（奚　丹　唐　红）

书网融合……

　　📄 重点回顾　　　　　　📱 微课　　　　　　📄 习题

PPT

第三节　消化系统实验

学习目标

知识目标：

1. 掌握　迷走神经在胰液和胆汁分泌中的作用；迷走神经在胃肠运动调节中的作用；乙酰胆碱、肾上腺素、新斯的明和阿托品对胃肠运动的影响。

2. 熟悉　体液因素对胰液和胆汁分泌的影响。

3. 了解　胃肠运动异常患者临床表现及治疗。

技能目标：

1. 能熟练完成哺乳动物腹部手术操作及胆管和胰管的插管操作。

2. 能够用所学的知识分析神经、体液因素对胰液和胆汁的分泌及胃肠运动的影响。

素质目标：

1. 培养学生协同合作的团队意识。

2. 培养学生善待生命和救死扶伤的意识。

3. 培养学生严谨的工作作风和缜密的科研思维。

导学情景

情景描述：患者，男，73 岁。晚餐大量饮酒后突然出现中上腹部持续性疼痛，伴有发热、腹胀、恶心、呕吐。体温 38.3℃，脉搏 120 次/分，血压 130/80mmHg，腹肌稍紧张，反跳痛明显。测定血、尿淀粉酶明显升高，腹部 B 超和 CT 提示胰腺广泛肿胀伴胰周液体渗出。诊断为急性胰腺炎。采用以下措施，如禁食 1 周、胃肠减压等减少胰液分泌，输液纠正水、电解质失调，解痉镇痛、抗菌治疗。

情景分析：急性胰腺炎是在病因的作用下，胰酶被激活引起胰腺组织的自身消化，出现胰腺组织的肿胀、出血，甚至坏死。因此，减少胰腺分泌，避免进一步自身消化，保证胰腺充分休息有利于损伤的修复。

讨论：为什么要采用禁食、胃肠减压等措施？

学前导语：进食会造成胰腺的大量分泌，因而采取禁食可减少胰腺的分泌。进食后胰液分泌的调节机制，分为头期、胃期和肠期。食物对口腔、食管、胃和小肠的刺激可通过（头期）条件反射（传出神经是迷走神经）引起胰液分泌。食物进入小肠后（肠期）胰泌素和胆囊收缩素是调节胰腺分泌的两种主要胃肠激素。

实验项目一　胰液和胆汁分泌的调节 💾 微课

【实验目的】

1. 学习胆管和胰管的插管方法。
2. 观察神经因素、体液因素对胰液和胆汁分泌的影响。

【实验原理】

胰液和胆汁分泌受神经和体液两种因素的调节。迷走神经兴奋，促进胰液和胆汁的分泌。拟胆碱药物能模拟迷走神经兴奋的效应，抗胆碱药物能抑制其分泌。促进胆汁和胰液分泌的体液因素主要有促胰液素和缩胆囊素。促胰液素主要促进胆管上皮和胰腺小导管分泌大量的水和碳酸氢盐，而缩胆囊素主要引起胆汁的排出和胰腺消化酶的分泌。十二指肠内给予稀盐酸、蛋白胨及胆盐等也可使胰液或胆汁分泌增加。

❓ 想一想4-3-1

向十二指肠内注入盐酸后，胰液和胆汁的分泌有何变化？为什么？

答案解析

【动物与器材】

1. 实验动物：家兔。

2. 器材：哺乳动物实验成套器械和用品，生物信号采集系统，刺激电极，胰管插管，胆管插管（细塑料管），记滴器，注射器，乳胶管等。

3. 药品与试剂：20% 氨基甲酸乙酯，0.001% 乙酰胆碱溶液，0.5% 稀盐酸，1μg/ml 促胃液素。

【实验方法】

1. 麻醉和固定 取兔，称重，耳缘静脉缓慢注射20%氨基甲酸乙酯（5ml/kg），麻醉后仰卧固定于兔手术台上。

2. 手术

（1）气管的分离与插管 用粗剪刀剪去颈部手术部位毛，沿颈正中线做一5～7cm长的皮肤切口。分离皮下组织及肌肉，暴露和分离气管。在气管下方穿一条手术线备用，于甲状软骨尾侧2～3cm处做倒T形切口，插入气管插管，用备用线结扎固定。

（2）分离一侧迷走神经 在气管一侧辨别并分离该侧迷走神经。分离后在迷走神经下方穿一条手术线标记备用。

（3）胰管和胆管插管 从剑突下沿腹部正中线切开皮肤8～10cm，打开腹腔。用示指和中指向右侧腹腔深部插入，触及一段直下走行的较粗肠管，用这两个手指夹住肠管拉出腹腔外，此即十二指肠。将十二指肠向左侧横放于手掌中，可见一部分胰腺与十二指肠紧密相连，在胰与十二指肠连接点向幽门端方向十二指肠壁上仔细寻找，可隐约见到一白色小管从胰腺穿入十二指肠，此为胰主导管，在其下方穿一丝线。于胰主导管靠近十二指肠处切开一小口，插入注满生理盐水的胰管插管，并结扎固定。

在十二指肠上端的背面，见一黄绿色较粗的管穿入十二指肠，此为胆总管。在其下方穿线，上方剪口，插入胆管插管，用线结扎固定。

将两个插管的游离端引至腹腔外，分别把充满生理盐水的乳胶管接到胰管插管和胆管插管上，分别将液滴引至记滴器上，下置一培养皿盛液滴。亦可直接用量筒收集胰液和胆汁进行计量。在十二指肠上端与空肠上端分别各穿一粗棉线结扎时备用，手术完成后用热生理盐水纱布覆盖切口部位。

（4）实验装置的连接与使用 将记滴器输入导线分别连接生物信号采集系统的CH2和CH4通道。启动生物信号采集系统，选择相应实验项目和设置刺激器参数。

3. 观察项目

（1）观察胰液和胆汁的基础分泌 未给予任何刺激情况下记录每分钟的分泌量。

（2）观察乙酰胆碱对胰液和胆汁分泌的影响 耳缘静脉注射0.001%乙酰胆碱溶液0.2ml，观察胰液和胆汁分泌量的变化。

（3）观察盐酸对胰液和胆汁分泌的影响 扎紧十二指肠上端和空肠上端的备用粗棉线，向十二指肠的肠腔缓慢注入37℃的0.5%盐酸20～35ml，观察胰液和胆汁分泌量的变化（观察时间约30分钟）。

（4）观察促胃液素对胰液和胆汁分泌的影响 耳缘静脉注射促胃液素1ml，观察胰液和胆汁分泌量的变化。

（5）观察胆汁对胰液和胆汁分泌的影响 将所收集的胆汁1ml稀释10倍，由耳缘静脉注射稀释后的胆汁1ml，观察胰液和胆汁分泌量的变化。

（6）观察迷走神经对胰液和胆汁分泌的影响 将颈部迷走神经做双重结扎，中间剪断，用电刺激迷走神经外周端，刺激方式为连续串刺激，刺激强度为5V，观察胰液和胆汁分泌量的变化。

【注意事项】

1. 动物开腹后要注意保温，实验过程中应随时用台氏液湿润胃肠。

2. 插管前切口一定要深达管腔，以免插管误入肌层之间。

3. 插管应固定，插入不宜太深，并始终保持与胆总管方向一致，防止扭曲。

4. 实验前2～3小时给动物少量喂食，以提高胰液和胆汁的分泌量。

【结果与分析】

1. 记录每项实验的结果，分析产生的原因。

观察项目	给药前	给药后
（1）胰液和胆汁的基础分泌量		
（2）乙酰胆碱对胰液和胆汁分泌的影响		
（3）盐酸对胰液和胆汁分泌的影响		
（4）促胃液素对胰液和胆汁分泌的影响		
（5）胆汁对胰液和胆汁分泌的影响		
（6）迷走神经对胰液和胆汁分泌的影响		

2. 讨论乙酰胆碱、盐酸、促胃液素和胆汁对胃肠运动的影响。

实验项目二　胃肠运动影响因素的观察

【实验目的】

1. 观察哺乳动物在麻醉状态下消化管的运动形式。

2. 熟悉神经和某些药物对胃肠运动的影响。

3. 在实验操作过程中学会与他人合作，领悟合作的目的与意义。

【实验原理】

胃肠道平滑肌具有自发性节律运动，有多种运动形式，在消化道的不同部位运动形式有所差别，但运动的基本形式是蠕动。蠕动的主要作用就是对食物进行机械性消化，使之与消化液充分混合，并将食物向消化管远端推送。在整体内，消化道的运动主要受神经和体液因素的调节。交感神经兴奋时，末梢释放去甲肾上腺素，去甲肾上腺素激动小肠平滑肌上 α_2 受体，引起小肠舒张，蠕动减弱。迷走神经兴奋时，神经末梢释放 ACh，ACh 激动胃肠道平滑肌的 M 受体，使胃肠平滑肌收缩，蠕动加强。

练一练4-3-1

关于胃肠激素生理作用，错误叙述的是

A. 调节消化道运动　　　　　　B. 调节其他胃肠激素的释放

C. 营养消化道组织　　　　　　D. 调节小肠内营养物的吸收量

E. 促进消化腺分泌

答案解析

👁 看一看

腹部术后胃肠运动功能障碍的治疗方法

腹部手术后胃肠运动功能障碍的治疗方法如下。①腹部机械按摩：可减轻结肠手术的疼痛程度和有效促进术后胃肠运动功能的恢复。②咀嚼：可促进术后胃肠运动功能的恢复。③药物：红霉素可促进胃肠运动，但因恶心、呕吐等副作用，手术后应用要慎重。④中药大承气汤。⑤针刺足阳明胃经的足三里、内庭穴后，胃排空速度加快，腹胀等症状消失。

【动物与器材】

1. 实验动物：家兔。

2. 器材：哺乳动物手术器械，兔手术台，兔气管插管，在体胃肠张力换能器，缝合线、注射器，刺激电极，生物信号采集系统。

3. 药品与试剂：20%氨基甲酸乙酯溶液（或1%戊巴比妥钠溶液），0.5%肝素生理盐水，0.05%阿托品溶液，0.05%新斯的明溶液，1：10000肾上腺素溶液，1：10000乙酰胆碱溶液。

【实验方法】

1. 麻醉和固定　取兔，称重，耳缘静脉缓慢注射20%氨基甲酸乙酯（5ml/kg），麻醉后仰卧位固定于兔手术台上。

2. 颈部手术　主要进行气管的分离与插管。用剪毛剪逆毛发生长方向剪去颈部手术部位毛发，沿颈正中线做一5~7cm长的皮肤切口。分离皮下组织及肌肉，暴露和分离气管。在气管下方穿一条手术线备用，于甲状软骨尾侧2~3cm处做倒T形切口，插入气管插管，用备用线结扎固定。

3. 腹部手术

（1）打开腹腔　腹部剪毛，自胸骨剑突下沿腹白线切开腹壁，打开腹腔，露出胃和部分小肠。

（2）分离膈下迷走神经前支　在膈下食管的末端近贲门处有一束神经走行于食管的左侧，即为膈下迷走神经前支。

（3）分离内脏大神经　将胃肠推向右下方，左肾上方有一浅黄色圆形小体即为肾上腺。其上方腹膜下可见内脏大神经，向下向内斜行。

（4）将在体胃肠张力换能器缝合在胃肠壁上，固定。

（5）做"腹窗"，观察胃肠运动　用4把止血钳将腹壁切口夹住、悬挂，形成一皮兜，将38℃生理盐水灌入腹腔，再用一块拱形的透明塑料片覆盖于腹壁创口上即可。

（6）实验装置的连接与使用　将在体胃肠张力换能器连接生物信号采集系统的CH2通道。启动生物信号采集系统，选择相应实验项目和设置刺激器参数。

4. 观察项目

（1）观察未受到刺激时胃肠运动形式和紧张度　观察胃肠有无蠕动，如有蠕动，记录蠕动频率、走行的方向及起源。

（2）观察迷走神经对胃肠运动的影响　用连续串刺激刺激迷走神经，刺激强度为5V，观察胃肠运动变化。

（3）观察内脏大神经对胃肠运动的影响　用连续串刺激刺激内脏大神经，刺激强度为5V，观察胃肠运动变化。

（4）观察肾上腺素对胃肠运动的影响　直接在胃和小肠表面上滴加1：10000肾上腺素5~10滴，观察胃肠运动变化。

（5）观察乙酰胆碱对胃肠运动的影响　直接在胃和小肠表面上滴加1：10000乙酰胆碱5~10滴，观察胃肠运动变化。

（6）观察新斯的明对胃肠运动的影响　耳缘静脉注射0.05%新斯的明0.2~0.3ml，观察胃肠运动变化。

（7）观察阿托品对胃肠运动的影响　耳缘静脉注射0.05%阿托品0.5ml，观察胃肠运动变化。

【注意事项】

1. 麻醉不宜过深，以免各种现象不明显。

2. 为了更好地观察蠕动和分节运动，实验前两小时要给动物喂食。

3. 为了避免因腹腔温度下降以及胃肠表面干燥而影响胃肠运动，应随时用温热的生理盐水湿润胃肠。

【结果与分析】

1. 记录每项实验的结果，分析产生的原因。

观察项目	蠕动频率	肠管张力
（1）未受到刺激时胃肠运动形式和紧张度		
（2）迷走神经对胃肠运动的影响		
（3）内脏大神经对胃肠运动的影响		
（4）肾上腺素对胃肠运动的影响		
（5）乙酰胆碱对胃肠运动的影响		
（6）新斯的明对胃肠运动的影响		
（7）阿托品对胃肠运动的影响		

2. 试着分析家兔的胃肠运动有哪些形式？如何观察？

♥ **护爱生命**

　　林可胜教授是中国生理学的奠基人之一，福建厦门人，1897 年生于新加坡。1919 年毕业于爱丁堡大学医学院，1920 年获得博士学位，1925 年回到中国任北京协和医学院生理学教授。抗战期间组织中国红十字总会救护队，创建和领导了中国军队战地医疗救护体系，培训战地救护人员，从而提高了医护人员的医疗水平。尽管战事频发，科研环境恶劣，仍致力于科学研究，先后发现了肠抑胃素和阿司匹林的镇痛作用靶点，使我国生理学研究达到了世界先进水平。我们要学习先辈作为学者的刻苦钻研精神，作为师者的奉献精神。

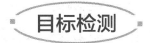

目标检测

答案解析

1. 消化器官不具备的功能是

    A. 消化　　　　　　　　B. 内分泌　　　　　　　　C. 水平衡

    D. 免疫　　　　　　　　E. 吸收

2. 刺激促胰液素释放的最有效物质是

    A. 蛋白质分解产物　　　B. 脂肪的分解产物　　　　C. HCl

    D. 淀粉　　　　　　　　E. 葡萄糖

3. 不参与胆汁分泌调节的因素是

    A. 促胃液素　　　　　　B. 盐酸　　　　　　　　　C. 缩胆囊素

    D. 组胺　　　　　　　　E. 促胰液素

4. 人体内最大、最复杂的内分泌器官是

    A. 消化道　　　　　　　B. 下丘脑　　　　　　　　C. 腺垂体

    D. 心脏　　　　　　　　E. 甲状腺

5. 给兔静脉注射稀释的胆汁 4ml，可引起

    A. 胆汁分泌不变　　　　B. 胆汁分泌增加　　　　　C. 胆汁分泌减少

    D. 胆汁和胰液分泌都减少　E. 胆汁和胰液分泌都增加

6. 给兔静脉注射 1% 阿托品溶液 1ml，可引起

    A. 胆汁分泌不变　　　　B. 胆汁分泌增加　　　　　C. 胆汁分泌减少

    D. 胆汁和胰液分泌都减少　E. 胆汁和胰液分泌都增加

7. 消化道平滑肌不具有的生理特性为

A. 兴奋性低　　　　　　B. 紧张性　　　　　　C. 伸展性大

D. 有自动节律性　　　　E. 对电刺激敏感

8. 消化道平滑肌共有的运动形式是

　　A. 蠕动　　　　　　　　B. 蠕动冲　　　　　　C. 集团运动

　　D. 分节运动　　　　　　E. 袋状往返运动

9. 迷走神经兴奋时会出现的是

　　A. 胃肠平滑肌活动增强，消化腺分泌减少

　　B. 胃肠平滑肌活动减弱，消化腺分泌增加

　　C. 胃肠平滑肌活动增强，消化腺分泌增加

　　D. 胃肠平滑肌活动减弱，消化腺分泌减少

　　E. 胃肠平滑肌活动不变，消化腺分泌减少

10. 下列是激动 M 受体产生的效应的是

　　A. 心脏兴奋　　　　　　B. 支气管平滑肌松弛　　　　C. 胃肠平滑肌收缩

　　D. 膀胱逼尿肌舒张　　　E. 骨骼肌血管收缩

（唐　红　奚　丹）

书网融合……

📄 重点回顾　　　　　　 📱 微课　　　　　　 ⏱ 习题

第四节　血液系统实验

PPT

学习目标

知识目标：

1. 掌握　血浆渗透压对维持红细胞正常形态及功能的作用；人类 ABO 血型的分型；ABO 血型鉴定的基本原理；影响血液凝固的因素及其机制。

2. 熟悉　ABO 血型鉴定的方法；温度、接触面的光滑程度、抗凝剂、肺组织浸液等对血液凝固的影响。

3. 了解　等渗溶液、低渗溶液和高渗溶液的概念；血型鉴定在临床输血治疗中的意义。

技能目标：

1. 学会红细胞渗透脆性、血液凝固时间的测定方法及 ABO 血型的鉴定方法。

2. 能用已知血型鉴定其他血型。

3. 能够在手术操作中合理止血。

素质目标：

1. 提高学生善待生命、救死扶伤和珍爱生命的意识。

2. 培养学生协同合作的团队意识。

3. 培养学生的善待动物和感恩奉献的意识。

导学情景

情景描述：患者，女，32岁。因车祸导致大量失血而出现失血性休克，此时血库中只有B型血和O型血。

情景分析：当人体失血量超过总血量的20%时，就会出现血压下降、脉搏浅快、四肢冰冷、眩晕、口渴、乏力等失血性休克的临床症状；失血量超过总血量的30%，如不及时抢救，就会危及生命。

讨论：是否可以为该患者输血？输血之前应明确哪些问题？

学前导语：输血是临床上保障失血患者血量基本恒定的重要治疗方法，而鉴定血型是安全输血的前提。

实验项目— 红细胞渗透脆性实验

【实验目的】

1. 学会测定红细胞渗透脆性的方法。
2. 理解血浆渗透压对维持红细胞正常形态及功能的重要性。

【实验原理】

哺乳类动物红细胞内的渗透压与血浆的渗透压相等，约相当于0.9% NaCl溶液的渗透压，因此，将红细胞悬浮于等渗NaCl溶液中，其形态和容积可保持不变。若置于低渗的NaCl溶液中，红细胞则发生膨胀甚至溶血。红细胞在低渗盐溶液中发生膨胀破裂的特性称红细胞渗透脆性。但正常红细胞对低渗盐溶液具有一定的抵抗力，这种抵抗力的大小可作为衡量红细胞渗透脆性的指标。对低渗盐溶液抵抗力小，表示渗透脆性高；相反，则表示渗透脆性低。将血液滴入不同浓度的低渗NaCl溶液中可检测其抵抗力的大小，刚开始出现溶血的NaCl溶液浓度为该血液中红细胞的最小抵抗力（正常约为0.42%），代表红细胞的最大渗透脆性；出现完全溶血的NaCl溶液浓度，为该血液中红细胞的最大抵抗力（正常约为0.35%），代表红细胞的最小渗透脆性。

？ 想一想4-4-1

哪些因素可以影响红细胞的渗透脆性？

答案解析

【动物与器材】

1. **实验动物**：家兔。
2. **器材**：试管架，10ml试管10支、2ml吸管2支、2ml注射器1支，8号针头。
3. **药品与试剂**：1% NaCl溶液，蒸馏水。

【实验方法】

1. 取试管10支，编号后，按表4-1所示成分加入试管，用吸管混匀，制成不同浓度的NaCl溶液。

2. 用干燥的2ml注射器，从兔的耳缘静脉或心脏取血1ml，向每支试管内注入1滴血液，血滴的大小要尽量保持一致。将各试管中NaCl溶液与血液充分混合，在室温下放置1小时，然后在光线明亮处观察混合液的颜色和透明度。所出现的现象可分为下列三种。

（1）试管内液体下层为混浊红色，上层为无色或极淡红的液体，说明红细胞没有破裂（无溶血）。

（2）试管内液体下层为混浊红色，而上层出现透明红色，表示部分红细胞破裂（不完全溶血）。开始出现部分溶血的 NaCl 溶液浓度，为红细胞的最小抵抗力，即红细胞的最大脆性。

（3）试管内液体完全变成透明红色，说明红细胞全部破裂（完全溶血）。引起红细胞完全溶解的最低 NaCl 溶液浓度，为红细胞的最大抵抗力，即红细胞的最小脆性。

表 4－1　不同浓度的 NaCl 溶液配制表

试管号	1	2	3	4	5	6	7	8	9	10
1% NaCl（ml）	1.40	1.30	1.20	1.10	1.00	0.90	0.80	0.70	0.60	0.50
蒸馏水（ml）	0.60	0.70	0.80	0.90	1.00	1.10	1.20	1.30	1.40	1.50
NaCl（%）	0.7	0.65	0.60	0.55	0.50	0.45	0.40	0.35	0.30	0.25

【注意事项】

1. 试管应按顺序排放，切勿颠倒、弄错。

2. 吸取 1% NaCl 溶液和蒸馏水的量要准确。

3. 静脉采血时速度要慢，向试管内滴加血液时应靠近液面，轻轻滴入，以免破坏红细胞而成假象。

4. 加入血液后轻轻摇匀溶液，切勿剧烈振荡。

5. 应在光线明亮处观察结果，必要时可用白色为背景。

【结果与分析】

1. 记录每支试管的实验结果，对实验结果做出判断。

2. 实验中哪些因素可影响红细胞渗透脆性的准确性？

实验项目二　ABO 血型鉴定 微课

【实验目的】

1. 学习 ABO 血型鉴定的方法。

2. 通过观察红细胞凝集现象，理解血型鉴定在输血治疗中的意义，提高学生善待生命和救死扶伤的意识。

3. 掌握血型鉴定的基本原理，能够用已知血型鉴定其他血型。

【实验原理】

1. ABO 血型系统的分型　根据红细胞膜上 A、B 凝集原（抗原）的有无及种类，将血液分为 4 种血型，即 A 型、B 型、AB 型和 O 型。ABO 血型的红细胞膜上的凝集原及其血清中的凝集素（抗体）见表 4－2。

表 4－2　ABO 血型的凝集原与凝集素

血型	红细胞膜上的凝集原	血清中的凝集素
A	A	抗 B
B	B	抗 A
AB	A 和 B	无抗 A、无抗 B
O	无 A、无 B	抗 A 和抗 B

2. ABO 血型的鉴定　凝集原与其相对应的凝集素相遇时将发生红细胞凝集反应。ABO 血型鉴定原

理是用已知的标准 A 血清（含抗 B 凝集素）和 B 血清（含抗 A 凝集素）分别与被鉴定血液的红细胞悬液混合。依发生红细胞凝集反应的情况来判断红细胞膜上有无凝集原 A 或 B，根据红细胞上所含凝集原种类将血型分为 A、B、AB、O 四种（图 4-4）。

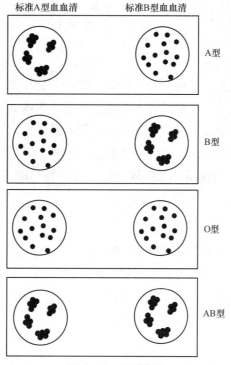

图 4-4　血型鉴定

 练一练4-4-1

某人的血细胞与 B 型血的血清凝集，其血清与 B 型血的血细胞不凝集，此人的血型为

A. A 型　　　　B. B 型　　　　C. O 型　　　　D. AB 型　　　　E. 无法判断

答案解析

👁 **看一看**

成分输血

输血是一种特殊而重要的治疗方法，在临床抢救中发挥重要作用。输全血有时可能既达不到治疗的目的，又会引发某些不良反应，而且对血液也是一种浪费。因此，成分输血是目前临床常用的输血类型。成分输血是一种将血液的各种成分加以分离提纯，之后通过静脉输入人体内的治疗方法。目前，国际上输成分血的比例已经达到90%以上，发达国家比例已经超过95%。

❓ **想一想4-4-2**

有这样一种说法，AB 型血的人是"万能受血者"，O 型血的人是"万能供血者"，这种说法科学吗？为什么？

答案解析

【实验对象与器材】

1. 对象：人。

2. 器材：消毒棉签，采血针，消毒玻璃棒，清洁载玻片，滴管。

3. 药品与试剂：A 型标准血清和 B 型标准血清（或抗 A 血型定型试剂和抗 B 血型定型试剂），碘酒，生理盐水。

【实验方法】

1. 取载玻片，用记号笔在玻片左上角和右上角做好标记，左为 A，右为 B。

2. 载玻片左右两侧分别滴血清，左侧滴 A 型标准血清，右侧滴 B 型标准血清。

3. 采血部位消毒（常选取耳垂或指端）后，用采血针刺破皮肤，用玻璃棒一端蘸血，与 A 型标准血清充分混匀，用玻璃棒另一端蘸血，与 B 型标准血清充分混匀。

4. 观察红细胞凝集现象，判断血型。观察数分钟，有沙粒样改变，说明发生了凝集；呈云雾状，表示没有发生凝集。

【注意事项】

1. 载玻片和玻璃棒要干净，以免出现假凝集现象。

2. 标准血清和血液须新鲜，污染后可产生假凝集。

3. 注意区分红细胞凝集和聚集，聚集可以加生理盐水分散，凝集不可。

4. 使用采血针时勿对自己和他人造成不必要的损伤。

【结果与分析】

1. 记录载玻片出现的结果，根据实验结果正确分析和判定受试者的血型。

2. 分析该受试者在临床输血时能给何血型的患者输血？能接受何血型的血液？

❤ **护爱生命** ─────────────────────────

　　生命离不开血液。输血是抢救危重患者的一项特殊而重要的医疗措施。在目前人造血液尚不能完全代替人体血液之时，临床用血主要依靠健康人体捐献。无偿献血是无私奉献、救死扶伤的崇高行为，帮助患者解除病痛、抢救他们的生命，也是一种互救互助的方式，其价值是无法用金钱来衡量的。近半个世纪以来，世界卫生组织和国际红十字会一直向世界各国呼吁"医疗用血采用无偿献血"的原则。我国鼓励无偿献血的年龄是 18～55 周岁。

实验项目三　影响血液凝固的因素

【实验目的】

1. 学习血液凝固时间的测定方法。

2. 通过测定不同条件下的血液凝固时间，掌握加速、延缓血液凝固的因素及其机制。

3. 通过理解影响血液凝固的因素，能在手术操作中合理止血，提高善待生命和救死扶伤的意识。

【实验原理】

　　血液凝固是一个酶促化学连锁反应过程，此过程由许多凝血因子参与完成。最终结果是血液由流体状态变成不能流动的胶胨状态，此时血浆中的纤维蛋白原转变为纤维蛋白。血液凝固分为内源性凝血和外源性凝血，前者参与凝血过程的凝血因子均存在于血浆中，后者则有血浆外的凝血因子（组织因子）参与。外源性凝血的反应步骤相对较少，速度较快，凝血时间比内源性凝血短。

血液凝固过程受多种因素影响。例如，温热可提高酶的活性，加速血液凝固；粗糙的接触面可促进血液中的凝血因子激活，加速血液凝固；用草酸盐或柠檬酸钠去掉血浆中的 Ca^{2+}，能防止血液凝固；肝素能增强抗凝血酶Ⅲ的作用，促使凝血酶立即失活而起到抗凝作用；肺组织浸液中含有丰富的组织因子，可加速血液凝固。

👁 **看一看**

血液凝固影响因素在临床的应用

在临床实践工作中，经常采取一些措施来加速或阻止血液凝固。例如，外科手术时，可以用温热的生理盐水纱布来压迫止血，这是由于一方面纱布是异物，可激活内源性凝血途径；另一方面温热的生理盐水可以提高酶的活性，加速凝血。再如，术前注射维生素 K 可以促进肝脏内某些凝血因子的合成，从而加速血液凝固。而在血液检验与输血活动中，为保持血液的流体状态，常在血液中加入适量的抗凝剂，临床上常用的抗凝剂有草酸盐与柠檬酸钠，二者均通过去除血浆中的 Ca^{2+} 而发挥抗凝作用。

【动物与器材】

1. 实验动物：家兔。

2. 器材：烧杯，10ml 试管，竹签或小试管刷，棉花，哺乳动物手术器械，兔手术台，气管插管，动脉插管，20ml 注射器，水浴槽，冰块。

3. 药品与试剂：20% 氨基甲酸乙酯溶液（或 1% 戊巴比妥钠溶液），0.5% 肝素生理盐水，1% 草酸钾，液状石蜡，肺组织浸液（取新鲜的兔肺，剪成小块后洗净血液，磨成糊状，向其中加入 3～4 倍量的生理盐水，摇匀后放在冰箱冷藏室内过夜，过滤后即得）。

【实验方法】

1. 家兔颈总动脉插管 家兔称重、麻醉、固定后，行颈部手术，先分离气管并插管，再分离左侧颈总动脉并插管。

2. 观察纤维蛋白原在凝血过程中的作用 从动脉插管中一次性取血 20ml，分别注于两个烧杯内各 10ml，一杯静置，作为对照；一杯搅拌，搅拌时可用竹签或小试管刷，2～3 分钟后，将竹签或小试管刷上的血洗净，观察此烧杯内的血是否会再发生凝固。

3. 观察各因素对血液凝固的影响 按下列各项做好各试管的编号、准备、人员分工、计时等，按要求处理后的各试管均加入血液 2ml，加入后即刻开始计时，每隔 15 秒将试管倾斜一次，观察血液凝固情况，至血液成胶胨状，不流动时计时停止。

试管	实验条件	凝血时间	解释
1	正常试管		
2	试管内事先放少许棉花		
3	事先用液状石蜡润滑试管内表面		
4	试管置于 37℃ 水浴槽中		
5	试管置于盛碎冰块的烧杯中		
6	试管内事先加 0.5% 肝素 2ml		
7	试管内事先加 1% 草酸钾 2ml		
8	试管内事先加肺组织浸液 1ml		

【注意事项】

1. 试管型号要一致，采血量要相同。

2. 分工合理，对比实验的采血时间要紧接着进行。

3. 判断血液凝固的标准要一致，一般以试管倾斜45°时血液不见流动为准。

【结果与分析】

1. 记录两个烧杯的凝血情况、各个试管的凝血时间。

2. 分析本实验中影响血凝的因素及每一项结果产生的原因。

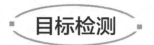

答案解析

1. 血浆晶体渗透压降低时可引起

    A. 组织液减少   B. 组织液增加   C. 尿少

    D. 红细胞萎缩   E. 红细胞膨胀和破裂

2. 当红细胞渗透脆性增大时，会出现

    A. 对高渗盐溶液抵抗力减小   B. 对高渗盐溶液抵抗力增大

    C. 对低渗盐溶液抵抗力减小   D. 对低渗盐溶液抵抗力增加

    E. 红细胞不易破裂

3. 血浆晶体渗透压的作用是

    A. 维持血管内外水平衡   B. 保持正常血浆容量

    C. 维持细胞内外水平衡   D. 维持细胞内外钠离子平衡

    E. 保持正常的血糖浓度

4. ABO血型的分型依据是

    A. 血清中凝集原的有无与种类   B. 红细胞膜上凝集原的有无与种类

    C. 血清中凝集素的有无与种类   D. 红细胞膜上凝集素的有无与种类

    E. 凝集原与凝集素的匹配情况

5. 以下异型输血中错误的是

    A. O型血输给A型人   B. O型血输给B型人   C. B型血输给A型人

    D. B型输给AB型人   E. A型血输给AB型人

6. 输血时主要考虑的因素是

    A. 供血者的红细胞与受血者的红细胞不发生凝集

    B. 供血者的红细胞与受血者的血清不发生凝集

    C. 供血者的血清与受血者的红细胞不发生凝集

    D. 供血者的血清与受血者的血清不发生凝集

    E. 以上都不是

7. A型血的红细胞与B型血的血清相混后，将发生的现象是

    A. 红细胞叠连   B. 红细胞凝集   C. 血液凝固

    D. 红细胞吞噬   E. 无反应

8. 可用于体内、体外抗凝的物质是

A. 肝素   B. 柠檬酸钠   C. 草酸钾

D. 华法林   E. 氯化钙

9. 能使血液凝固延缓或停止的是

    A. 将血液置于表面粗糙的器皿中   B. 在血液中加入纱布块

    C. 在血液中加入肝素   D. 在血液中加入生理盐水

    E. 将血液的温度由 15℃ 升高到 37℃

10. 柠檬酸钠的抗凝机制是

    A. 增加血浆中 Na^+ B. 增加血浆中游离 Ca^{2+}

    C. 促使纤维蛋白溶解   D. 减少血浆中的纤维蛋白原

    E. 与血浆中游离的 Ca^{2+} 发生络合

11. 血液凝固必需的离子是

    A. Na^+ B. K^+ C. Cl^-

    D. Ca^{2+} E. Mg^{2+}

12. 不存在于血浆中的凝血因子是

    A. 因子Ⅲ   B. 因子Ⅴ   C. 因子Ⅶ

    D. 因子Ⅻ   E. 因子Ⅸ

（奚 丹 唐 红）

书网融合……

📖 重点回顾   🅔 微课   📱 习题

第五节　泌尿系统实验

PPT

学习目标

知识目标：

1. 掌握 急性肾功能衰竭的实验室检查方法；影响肾小球滤过的因素；影响肾小管和集合管重吸收的因素。

2. 熟悉 呋塞米和垂体后叶素的作用。

3. 了解 急性肾功能衰竭的发病机制；重金属导致急性肾功能衰竭的机制。

技能目标：

1. 能够复制急性肾功能衰竭的动物模型。

2. 能够用所学的知识分析汞中毒后尿的变化及血尿素氮水平。

素质目标：

1. 培养学生协同合作的团队意识。

2. 培养学生善待生命和救死扶伤的意识。

3. 培养学生严谨的工作作风和缜密的科研思维。

📖 **导学情景**

情景描述：患者，女，47 岁。因为虚弱、易疲劳、食欲不振去医院就诊。体检：有色素沉着，尤其是口腔黏膜和牙龈，同时伴有直立性低血压。实验室检查：血钠为 125mmol/L（135～145mmol/L）；血钾为 6.5mmol/L（3.5～5.3mmol/L），血 HCO_3^- 为 20mmol/L（22～28mmol/L）。诊断为肾上腺皮质功能衰竭症。

情景分析：患者的这些症状和电解质紊乱是患者肾上腺皮质类固醇水平降低的典型特点，尤其是盐皮质激素醛固酮。此为肾上腺皮质功能减退病症。

讨论：患者为什么会出现高血钾症？

学前导语：尿钾的分泌大部分由集合管和远端小管的组织液中钾的流量来决定。血中醛固酮降低会导致这部分钾分泌降低，因此吸收量大于分泌量，引起高血钾。此外，患者还会出现低钠血症、酸碱失衡等。

实验项目一　急性肾功能衰竭 📱微课

【实验目的】

1. 学会复制急性肾功能衰竭动物模型的方法。

2. 通过观察氯化汞中毒家兔的一般状态、尿的变化及血尿素氮水平来了解肾脏功能情况。

3. 根据实验指标，判断、分析及讨论急性肾功能衰竭的发生机制。

【实验原理】

重金属汞进入体内，可造成动物肾实质损伤，肾近曲小管基底膜和上皮细胞发生变性坏死，因此使肾功能急剧下降而发生急性肾功能衰竭。给家兔皮下注射氯化汞（$HgCl_2$）溶液，复制家兔急性肾功能衰竭的动物模型，可见肾脏泌尿功能发生改变，以及肾脏形态结构的病变。

【动物与器材】

1. 实验动物：家兔

2. 器材：哺乳动物实验成套器械和用品，显微镜，载玻片，离心机，试管，试管架，吸管，酒精灯，天平及砝码各一套，注射器等。

3. 药品与试剂：20％氨基甲酸乙酯，1％ $HgCl_2$ 溶液，5％醋酸，生理盐水，二乙酰一肟，氨硫脲，浓磷酸，浓硫酸。

【实验方法】

1. 复制肾功能衰竭模型　取两只家兔，A 兔（实验组）于实验前 24 小时皮下注射 1％ $HgCl_2$（1ml/kg），造成急性中毒性肾功能衰竭，备用。B 兔作为对照，在相同部位，肌内注射 0.9％ NaCl（1ml/kg）。两组家兔实验前均少喂蔬菜。

2. 麻醉和固定　取兔，称重，耳缘静脉缓慢注射 20％氨基甲酸乙酯（5ml/kg），麻醉后仰卧固定于兔手术台上。

3. 手术

（1）气管的分离与插管　用粗剪刀剪去颈部手术部位毛，沿颈正中线做一 5～7cm 长的皮肤切口。分离皮下组织及肌肉，暴露和分离气管。在气管下方穿一条手术线备用，于甲状软骨尾侧 2～3cm 处做倒 T 形切口，插入气管插管，用备用线结扎固定。

（2）左侧颈总动脉插管、采血 两组均从动脉插管取血 2ml，收集于盛有抗凝剂的离心管中，用于测定血液尿素氮。

（3）腹部手术 在耻骨联合上方剪毛，切开腹壁，暴露膀胱，用 10ml 注射器刺入膀胱，吸取尿液，移入试管中备用。

4. 观察项目

（1）形态学观察 气体栓塞将家兔处死后，取出双侧肾脏，称重计算肾系数，肉眼观察并比较两只家兔肾脏体积的大小、皮质条纹及色泽等。

（2）尿常规显微镜检查 将一定量的尿液 1500r/min 离心 5 ~ 10min，取尿沉渣涂在玻片上，先低倍镜后高倍镜观察，计算 10 个不同视野的管型和细胞的近似平均值，其中管型以低倍镜视野计算。

（3）尿蛋白定性检查 取实验组和对照组家兔尿液各约 3ml 分别放入试管中，在酒精灯上加热至沸腾，观察尿液是否变浑浊。如有浑浊，加入 5% 醋酸 3 ~ 5 滴，再煮沸。如尿变清，白色浑浊是尿中磷酸盐或碳酸盐所形成的；如浑浊不退，表示尿中蛋白质为阳性，根据尿液浑浊程度判断结果。

"－" 表示尿液清晰无浑浊

"＋" 表示尿液出现轻度白色浑浊（含蛋白 0.1g ~ 0.5g/L）

"＋＋" 表示尿液稀薄出现乳样浑浊（含蛋白 0.5g ~ 2g/L）

"＋＋＋" 表示尿液乳浊或有少量絮片存在（含蛋白 2g ~ 5g/L）

"＋＋＋＋" 表示尿液出现絮状浑浊（含蛋白 >5g/L）

（4）血清尿素氮的测定 从对照组和实验组家兔颈总动脉取血 5ml，将血液离心以 2000 ~ 3000r/min 离心 5min，分离血清，用吸管吸取血清移入干燥试管中备用。相关试剂制备如下。

二乙酰一肟液：称取二乙酰一肟 600mg、氨硫脲 30 mg，蒸馏水溶解并加至 100ml。

酸性混合液：85% ~ 87% 浓磷酸 35ml，浓硫酸 80ml，滴加于 800ml 蒸馏水中，冷却后加蒸馏水至 1000ml。

尿素氮标准液（BUN）：称取干燥纯尿素 42.8mg，加蒸馏水溶解后转移入 100ml 容量瓶中，用蒸馏水稀释至 100ml。

取四支试管，分为测定管 A、测定管 B、标准管、空白管，各管按如下要求加入试剂。

试剂	测定管 A	测定管 B	标准管	空白管
血清	0.02ml	0.02ml	—	—
水	—	—	—	0.02ml
二乙酰一肟液	0.5ml	0.5ml	0.5ml	0.5ml
酸性混合液	5.0ml	5.0ml	5.0ml	5.0ml
尿素氮标准液	—	—	0.02ml	—

注：测定管 A 为对照组家兔血清，测定管 B 为实验组家兔血清。

充分混匀后，置水浴锅内煮沸 10min，置冷水中冷却 3min。在 520nm 波长下用分光光度计比色，以空白管调零。

记录标准管光密度读数及样品管光密度读数，对照组家兔血清尿素氮 14 ~ 20mg/L，急性汞中毒性肾病家兔血清尿素氮为正常值的 1 ~ 2 倍。计算公式：

$$尿素氮含量 = \frac{测定管光密度}{标准管光密度} \times 20 \, (mg/dl)$$

【注意事项】

1. 血清、标准液等试剂应准确。

2. 加样品、试剂量要准确。

3. 煮沸及冷却时间应准确，否则颜色反应消退。

4. 加入试剂后不超过 1~2 分钟，即放入沸水浴中。

【结果与分析】

1. 记录每项实验的结果，分析产生的原因。

2. 讨论 $HgCl_2$ 中毒造成家兔急性肾功能衰竭时肾脏形态结构的改变以及肾脏泌尿功能的变化。

实验项目二　尿生成影响因素的观察及药物对尿生成的影响

【实验目的】

1. 学习膀胱插管导尿的方法。

2. 学习尿糖定性实验检测的方法。

3. 观察某些神经、体液因素及药物对尿生成的影响，加深对尿生成过程和影响尿生成因素的理解。

【实验原理】

　　尿生成的基本过程包括肾小球滤过、肾小管和集合管的重吸收与分泌。肾小球滤过作用主要受滤过膜面积及通透性、肾小球有效滤过压、肾血浆流量等因素的影响。肾小管和集合管的重吸收主要受小管液中溶质浓度、血液中抗利尿激素水平、肾素－血管紧张素－醛固酮系统功能等因素的影响。此外，循环血量的变化、肾髓质间质高渗状态的改变等都会影响尿液的生成。

练一练4-5-1

关于肾小球的滤过，下列错误的是

A. 出球小动脉收缩，原尿量增加　　　　B. 血浆晶体渗透压升高，原尿量减少

C. 肾小囊内压升高，原尿量减少　　　　D. 肾小球滤过面积减少，原尿量减少

E. 肾小球滤过膜通透性减少，原尿量减少

答案解析

看一看

急性肾功能衰竭临床表现

　　急性肾功能衰竭的临床表现是：①起始期，此时患者尚未发生明显的肾实质损伤。②维持期，又称少尿期，典型的为 7~14 天，出现消化系统、呼吸系统、循化系统、神经系统等全身并发症。此外，还会出现水电解质和酸碱平衡紊乱。③恢复期，少尿患者开始出现利尿，每日尿量可达 3000~5000ml，持续 1~3 周，继而恢复正常。

想一想4-5-1

静脉注射垂体后叶素，尿量常常会出现先多后少的现象，如何解释？

答案解析

【动物与器材】

1. 实验动物：家兔

2. 器材：哺乳动物手术器械，兔手术台，兔气管插管，动静脉插管、膀胱插管或尿道插管、缝合线、注射器，刺激电极，生物信号采集系统。

3. 药品与试剂：20% 氨基甲酸乙酯溶液，0.5% 肝素生理盐水，0.9% 氯化钠溶液，1∶10000 去甲肾上腺素溶液，20% 葡萄糖溶液，尿糖试纸，1% 呋塞米注射液，垂体后叶素注射液，10% NaOH 溶液，0.6% 酚红溶液等。

【实验方法】

1. 麻醉和固定　取兔，称重，耳缘静脉缓慢注射 20% 氨基甲酸乙酯（5ml/kg），麻醉后仰卧固定于兔手术台上。

2. 颈部手术

（1）用剪毛剪剪去颈部手术部位毛发，沿颈正中线做一 5~7cm 长的皮肤切口。分离皮下组织及肌肉，暴露和分离气管。在气管下方穿一条手术线备用，于甲状软骨尾侧 2~3cm 处做倒 T 形切口，插入气管插管，用备用线结扎固定。

（2）分离左侧颈总动脉并进行插管，用于测动脉血压。

（3）分离右侧颈外静脉并插管，目的是建立给药通道。

（4）分离右侧迷走神经，在其下穿线备用。

3. 腹部手术

（1）打开腹腔　在耻骨联合上方剪毛后，正中线做 3~5cm 切口，沿腹白线切开腹壁，将膀胱移出腹外。

（2）结扎膀胱颈部　暴露膀胱三角，辨认输尿管的解剖部位，避开输尿管用线结扎膀胱颈部，防止膀胱内尿液由尿道流出。

（3）膀胱插管　在膀胱顶部选择血管稀少的部位做一纵向切口，插入膀胱插管并将插管结扎固定，插管另一端用于记录尿量。手术结束后，用温热的生理盐水纱布覆盖颈部和腹部切口处。

（4）记录尿滴　将膀胱插管所引流出的尿液，滴在刺激器的受滴器上，记滴器的另一端连接生物信号采集系统的输入通道。启动生物信号采集系统，选择相应实验项目和设置刺激器参数。

4. 观察项目

（1）记录正常血压和尿量。

（2）静脉注射生理盐水　静脉注射 38℃生理盐水 20ml，速度不宜过快，1 分钟注射完即可，观察血压及尿量变化。在尿量较多时，取 1 滴尿液做尿糖定性实验，即为阴性对照实验。

（3）静脉注射去甲肾上腺素　静脉注射 1∶10000 的去甲肾上腺素 0.3~0.5ml，观察尿量、动脉血压的变化。

（4）静脉注射 20% 的葡萄糖　静脉注射 20% 的葡萄糖 5~10ml，观察尿量、动脉血压的变化。在尿量明显增多时，用尿糖试纸接取 1 滴尿液，做尿糖测定。

（5）静脉注射酚红溶液　静脉注射 0.6% 酚红溶液 0.5ml，用盛有 10% NaOH 的小烧杯收集尿液，从静脉注射酚红开始记录，直到尿中出现酚红色所需要的时间。

（6）电刺激迷走神经外周端　结扎并剪断右侧迷走神经，电刺激迷走神经外周端约 30s，观察尿量、动脉血压的变化。

（7）静脉注射呋塞米　静脉注射 1% 呋塞米 5mg/kg，观察尿量、动脉血压的变化。

（8）静脉注射垂体后叶素　静脉注射垂体后叶素 2U/kg，观察尿量、动脉血压的变化。

【注意事项】

1. 手术过程中操作轻柔，腹部切口不可过大，不要过度牵拉输尿管，以免输尿管痉挛导不出尿液。

2. 为保证实验时家兔有充分的尿液排出，实验前给家兔多喂青菜或饮水，增加其基础尿量。

3. 实验项目原则上前一项药物作用基本消失，尿量和血压基本恢复到正常水平后再进行下一项实验。但其顺序可根据实际情况灵活调整，其原则为尿量增多与减少的实验项目应交替进行。

【结果与分析】

1. 记录每项实验的结果，分析产生的原因。

观察项目	给药前尿量	给药后尿量
（1）正常尿量		
（2）静脉注射生理盐水		
（3）静脉注射去甲肾上腺素		
（4）静脉注射20%葡萄糖溶液		
（5）静脉注射0.6%酚红溶液		
（6）刺激迷走神经外周端		
（7）静脉注射呋塞米		
（8）静脉注射垂体后叶素		

2. 试着分析哪些因素通过影响肾小球滤过作用而影响尿量？哪些因素通过影响肾小管和集合管的重吸收作用而影响尿量？

♥♥ **护爱生命**

血液透析是将患者的血液经血管通路引入透析机，在透析机中通过透析膜与透析液之间进行物质交换，再把经过净化的血液回输至体内，以达到排出废物、纠正电解质及酸碱平衡紊乱的目的。如能长期坚持合理的透析，不少患者能存活10～20年以上。

尿毒症患者须每周到医院2～3次借助透析机进行血液透析。我国实施《健康扶贫工程"三个一批"行动计划》，按照"大病集中救治一批，慢病签约服务管理一批，重病兜底保障一批"的要求，将健康扶贫落实到人，精准到病，给予贫困人口更多的关爱和帮助。

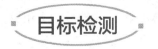

目标检测

答案解析

1. 尿毒症患者出现手足抽搐多数是因为
    A. 高钾血症　　　　　　B. 高磷血症　　　　　　C. 低钾血症
    D. 低钙血症　　　　　　E. 低钾血症

2. 实验中急性肾功能衰竭模型复制的方法是使家兔
    A. 急性肾炎　　　　　　B. 肾血栓形成　　　　　　C. 休克
    D. 汞中毒　　　　　　　E. 尿路梗阻

3. 判定人少尿的标准是尿量低于

    A. 1500ml/24h　　　　　B. 1000ml/24h　　　　　C. 800ml/24h

    D. 500ml/24h　　　　　E. 100ml/24h

4. 急性肾功能衰竭少尿期，患者最常见的电解质紊乱是

    A. 高钠血症　　　　　B. 高钾血症　　　　　C. 低钾血症

    D. 高钙血症　　　　　E. 低镁血症

5. 交感神经兴奋时，肾血流量

    A. 不变　　　　　B. 减少　　　　　C. 增多

    D. 先减少后增多　　　　　E. 先增多后减少

6. 正常情况下对尿生成影响很小的是

    A. 血浆胶体渗透压　　　　　　　　　　　B. 肾小球毛细血管血压

    C. 肾血浆流量　　　　　　　　　　　　　D. 肾小囊内压

    E. 球 – 管平衡

7. 重吸收葡萄糖的部位是

    A. 近端肾小管　　　　　　　　　　　　　B. 髓袢降支细段

    C. 集合管　　　　　　　　　　　　　　　D. 髓袢升支粗段

    E. 远曲小管

8. 在一定血压范围内肾血流量保持相对稳定主要靠

    A. 神经调节　　　　　B. 体液调节　　　　　C. 自身调节

    D. 免疫调节　　　　　E. 多种调节

9. 通过影响远曲小管和集合管对水的重吸收而改变尿量的激素是

    A. 抗利尿激素　　　　　B. 醛固酮　　　　　C. 血管紧张素

    D. 肾上腺素　　　　　E. 去甲肾上腺素

10. 近髓肾单位的主要功能是

    A. 产生肾素　　　　　　　　　　　　　　B. 浓缩、稀释尿液

    C. 排泄 Na^+　　　　　　　　　　　　　D. 排泄 K^+

    E. 释放血管升压素

（奚　丹）

书网融合……

    重点回顾　　　　　　微课　　　　　　习题

PPT

第六节　神经系统实验

学习目标

知识目标：

1. 掌握　反射弧的完整性与反射活动的关系；不同刺激强度和频率对骨骼肌收缩的影响；地西泮抗惊厥作用。

2. 熟悉　惊厥的常规抢救措施；骨骼肌收缩的电刺激方法及注意事项。

3. 了解　惊厥的发病机制；骨骼肌收缩曲线记录方法。

技能目标：

1. 能运用所学的生理、生化指标并结合临床表现判断惊厥的类型。

2. 能熟练完成脊蟾蜍的制备及坐骨神经 - 腓肠肌标本的制备方法。

3. 能够用所学的知识合理地分析和解释地西泮抗惊厥的作用及机制。

素质目标：

1. 培养学生协同合作的团队意识。

2. 培养学生善待动物和感恩奉献的意识。

3. 培养学生严谨的工作作风和缜密的科研思维。

导学情景

情景描述：患者，女，1岁5个月。其母诉，"咳嗽、咳痰2天，发热1天"，夜间来院就诊，医生给予中药治疗，因味苦孩子未能按时按量服用。次日，高热39℃，再次来院就诊，医生给予输液治疗。在输液过程中，患儿突然出现神志不清，两眼斜视一方，不动，口唇发绀，四肢抽搐，立即送入抢救室治疗。体格检查：体温39℃，呼吸40次/分，心率142次/分，喉头肿胀充血，心肺正常，腹平软，无药物过敏史及惊厥史。诊断为高热惊厥、上呼吸道感染。给予地西泮2.5mg静脉推注，地塞米松2mg静脉推注，用25%～35%乙醇擦拭及冰袋物理降温，抗炎、降温、补液等对症处理，输液室观察治疗。

情景分析：结合病史、体格检查等，患者诊断为高热惊厥、上呼吸道感染。高热惊厥是指小儿在呼吸道感染或其他感染性疾病早期，体温升高大于39℃时发生的惊厥，并排除颅内感染及其他导致惊厥的器质性或代谢性疾病。

讨论：惊厥的分类及基本临床特征有哪些？

学前导语：小儿高热惊厥的病因至今尚不完全明了，可能与小儿大脑发育不完善有关，高热时由脑细胞代谢紊乱，神经细胞异常放电引起。熟悉和了解小儿高热惊厥的发病机制及常规抢救措施十分必要。

实验项目一　反射弧的分析 ❷微课

【实验目的】

1. 学习脊蟾蜍的制备方法及反射活动过程。

2. 分析反射弧的组成，探讨各部分对反射活动的作用，证实反射弧的完整性与反射活动的关系。

【实验原理】

反射是神经活动的基本方式，中枢神经系统对机体各项功能的调节是通过反射活动完成的。反射的结构基础为反射弧，反射的基本过程为刺激信息经感受器、传入神经、中枢、传出神经和效应器五个反射弧环节依次传递完成的过程。反射弧的完整性是引起反射的必要条件，一旦某一环节的结构或生理完整性受到破坏，反射活动均无法实现。

❓ 想一想4-6-1

反射弧的完整性与反射活动之间有哪些关系？

答案解析

【动物与器材】

1. 实验动物：蟾蜍。

2. 器材：蛙类动物实验成套器械和用品（包括蛙板、玻璃板、粗剪刀、手术剪、手术镊、探针、图钉、瓷盘等），肌夹，双凹夹，烧杯，玻璃平皿，棉球，纱布，铁支架。

3. 药品与试剂：1%硫酸溶液。

【实验方法】

1. 制备脊蟾蜍　取蟾蜍一只，左手握住蟾蜍，右手持粗剪刀伸入口腔，从口角后缘处剪去颅脑部，保留脊髓和下颌部分，创面用棉球压迫止血，这种去掉脑组织保留脊髓的蟾蜍称为脊蟾蜍。

2. 脊蟾蜍的固定　用肌夹夹住蟾蜍下颌，将其悬挂在铁支架上。

3. 观察项目

（1）分别将蟾蜍的左右后肢的最长趾浸入1%的硫酸溶液中，观察有无屈曲反射。观察完毕后，立即用盛在烧杯内的自来水清洗足趾，并用纱布擦干。

（2）用手术剪自左后肢最长趾关节处剪一环形切口，将切口以下的所有皮肤用手术镊剥净，浸入硫酸溶液中，观察有无屈曲反射。观察完毕后，立即用自来水清洗足趾，并用纱布擦干。

（3）用手术剪剪开该蟾蜍右侧大腿背侧皮肤，用玻璃分针于股二头肌和半膜肌之间分离出坐骨神经，并将其剪断，将右后肢的最长趾浸入硫酸溶液中，观察有无屈曲反射。观察完毕后，立即用自来水清洗足趾，并用纱布擦干。

（4）用金属探针破坏蟾蜍脊髓，将左后肢的其他趾浸入硫酸溶液中，观察有无屈曲反射。观察完毕后，立即用自来水清洗足趾，并用纱布擦干。

【注意事项】

1. 制备脊蟾蜍时，剪去颅脑的位置要适当，太高会导致脑组织残留，太低会伤及脊髓破坏反射中枢。

2. 足趾浸入硫酸溶液时，每次浸入深度、面积、时间要基本一致，以防造成误差。

3. 剥离足趾皮肤要完全，若剩余少量皮肤会影响实验结果。

4. 分离坐骨神经时，其分支也尽量剪除，以免影响实验结果。

5. 每次用硫酸刺激完后，应立即用自来水清洗干净，以防止灼伤足趾。

【结果与分析】

1. 记录每项实验的结果，分析产生的原因。

刺激部位	有无屈曲反射
左后肢最长趾（皮肤完整）	
右后肢最长趾（皮肤完整）	
左后肢最长趾（无皮肤）	
右后肢最长趾（剪断神经）	
左后肢其他趾（破坏脊髓）	

2. 分析剪断右侧坐骨神经后屈曲反射变化的原因。

实验项目二　不同刺激强度和频率对骨骼肌收缩活动的影响

【实验目的】

1. 熟悉蛙类手术操作，学习神经 – 骨骼肌实验的电刺激方法及肌肉收缩的记录方法。

2. 比较刺激强度与刺激频率对骨骼肌收缩活动的影响。

【实验原理】

骨骼肌的收缩受坐骨神经的支配，二者均属可兴奋组织。电刺激使神经兴奋需具备 3 个条件，即刺激强度、刺激时间及强度 – 时间变化率。固定后两个参数，刚能引起骨骼肌收缩的最小刺激强度称为阈强度，此最小刺激为阈刺激。刺激强度大于阈强度的刺激称为阈上刺激。肌肉受到阈刺激、阈上刺激后，先产生一次动作电位，然后通过兴奋 – 收缩耦联机制引起肌肉的收缩反应。在一定范围内，随着刺激强度的增加，骨骼肌的收缩强度也随着增加，能引起骨骼肌产生最大收缩反应的最小刺激强度称为最大刺激。

给肌肉最适刺激强度，逐步增大刺激的频率。首先，肌肉的每一次收缩是独立的，彼此分开的，即单收缩。随着刺激频率的加快，前次刺激引起的收缩还未完全舒张时，新的刺激已到达肌肉，于是肌肉在自身尚处于一定程度的收缩（或张力存在的基础上）产生新的收缩，描记曲线呈锯齿形，肌肉表现为不完全强直性收缩。当刺激频率进一步增加时，前一次刺激引起的收缩还未结束或已达顶点时，新的刺激再次到达肌肉，于是肌肉在前次基础上产生新的收缩，形成收缩力的叠加，描记曲线的锯齿形消失，肌肉表现为完全强直性收缩。

❓ 想一想4-6-2

随着刺激强度的加快，肌肉收缩的形式会有何种变化？有何意义？

答案解析

【动物与器材】

1. 实验动物：蟾蜍。

2. 器材：蛙类动物实验成套器械和用品（包括蛙板、玻璃板、粗剪刀、手术剪、手术镊、探针、图钉、瓷盘等），生物信号采集系统，张力换能器，标本屏蔽盒，铁支架，双凹夹，电刺激器，滴管。

3. 药品与试剂：任氏液。

【实验方法】

1. 制备标本

（1）捣毁脑和脊髓　取蟾蜍一只，用自来水冲洗干净。右手持金属探针，找到枕骨大孔所在部位，将探针垂直刺入枕骨大孔，分别捣毁脑组织和脊髓。

（2）制备坐骨神经腓肠肌标本　将蟾蜍仰卧位固定于蛙板上，用手术剪剪开一侧小腿皮肤，用玻璃分针分离腓肠肌和肌腱，在肌腱下穿线结扎，并剪断肌腱。

2. 固定标本　将腓肠肌跟腱上的结扎线固定在张力换能器的弹片上，此连线应与桌面垂直，调整张力换能器的高度，使连线不紧不松。

3. 连接装置　该张力换能器的输出端与生物信号采集系统的输入通道 1 相连。将刺激电极搭在腓肠肌上，紧贴腓肠肌的表面。

4. 观察项目

（1）改变刺激强度，观察肌肉的收缩张力变化情况　打开生物信号采集处理系统软件，进入实验模块。左边"选择"栏"显示刺激标注"中显示"强度"；在"刺激器"对话框中选择方式"正电压刺激"，模式"强度递增刺激"、延时 20ms、强度 0V、强度增量 0.1V、波宽 1～5ms、组间延时 2s；点击工具栏的"记录"标记，开始记录，点击"刺激器"对话框中的"开始刺激"进行实验。观察骨骼肌收缩情况，当骨骼肌收缩不再增大，停止刺激，停止记录。找到阈强度与最适刺激强度。

（2）改变刺激强度，观察肌肉的收缩张力变化情况　打开生物信号采集处理系统软件，进入实验模块。左边"选择"栏"显示刺激标注"中显示"频率"；在"刺激器"对话框中选择方式"正电压刺激"，模式"频率递增刺激"、延时 20ms、强度为最适刺激强度、波宽 1～5ms、组间延时 4ms、频率增量 1Hz；点击工具栏的"记录"标记，开始记录，点击"刺激器"对话框中的"开始刺激"进行实验；待骨骼肌出现完全强直收缩时，停止刺激，停止记录。找出骨骼肌出现不完全强直收缩和完全强直收缩的频率。

观察项目	阈强度（V）	最适强度（V）	不完全强直收缩的频率（Hz）	完全强直收缩的频率（Hz）
骨骼肌				

【注意事项】

1. 制备标本时应在表面滴加任氏液保持其湿润。
2. 刺激电极必须与肌肉密切相关，且不应刺入肌肉内。
3. 采用连续刺激时，时间不宜过长，保持其兴奋性。

【结果与分析】

1. 记录每项实验的结果，分析产生的原因。
2. 试着分析此次实验中肌肉收缩张力曲线融合时，肌细胞的动作电位是否融合？为什么？

实验项目三　地西泮的抗惊厥作用

【实验目的】

1. 观察大剂量尼可刹米的中毒反应。
2. 观察验证地西泮的抗惊厥作用。

【实验原理】

尼可刹米是中枢兴奋药，可直接兴奋延髓呼吸中枢，也可刺激颈动脉体和主动脉体化学感受器，反射性兴奋呼吸中枢，增强呼吸中枢对 CO_2 敏感性，使呼吸加深加快，对血管运动中枢有微弱兴奋作用，剂量过大可引起惊厥。地西泮是苯二氮䓬类药物，可促进 GABA 作用于 $GABA_A$ 受体，通过增强 Cl^- 通道开放频率，使 Cl^- 内流增加引起细胞膜超极化，神经兴奋性降低，从而增强 GABA 神经元的中枢抑制作用。随着剂量的增加，地西泮依次出现抗焦虑、镇静催眠、抗惊厥、肌肉松弛等作用。

🛠 **练一练4-6-1**

地西泮的药理作用不包括

A. 镇静催眠　　　B. 抗焦虑　　　C. 抗震颤麻痹　　　D. 抗惊厥　　　E. 抗癫痫

答案解析

👁 **看一看**

高热惊厥的临床治疗原则

　　高热惊厥是指小儿在呼吸道感染或其他感染性疾病早期，体温升高≥39℃时发生的惊厥，并排除颅内感染及其他导致惊厥的器质性或代谢性疾病，以6个月至4岁多见。治疗原则为：①预防窒息，惊厥发作时应就地抢救，置牙垫，防止舌咬伤，平卧，清除口鼻腔分泌物，床边备急救物品，专人守护。②给予抗惊厥药和抗感染药物：静脉推注地西泮与地塞米松。③监测体温：每4小时测量一次体温，发热时使用物理降温或者药物降温，纠正水、电解质代谢紊乱，降低颅内压，维持循环和呼吸等。④密切观察生命体征、意识、瞳孔变化，避免潜在的并发症即脑水肿发生。

❓ **想一想4-6-3**

地西泮的作用机制，临床应用和不良反应分别有哪些？

答案解析

【动物与器材】

1. 实验动物：小鼠。

2. 器材：3支1ml注射器（带针头），鼠笼，烧杯，电子秤。

3. 药品与试剂：0.5%地西泮溶液，5%尼可刹米溶液，生理盐水。

【实验方法】

1. 取小鼠两只，编号甲、乙，分别称重，观察小鼠的正常活动情况。

2. 甲鼠腹腔注射0.5%地西泮溶液0.1ml/10g，乙鼠腹腔注射生理盐水0.1ml/10g。

3. 10分钟后，两鼠分别皮下注射5%尼可刹米溶液0.1ml/10g。观察两只小鼠有无出现惊厥以及惊厥发生时间、持续时间和惊厥程度。

观察项目	药物	剂量	有无惊厥	惊厥情况		
				发生时间	持续时间	程度（是否死亡）
甲鼠	0.5%地西泮 5%尼可刹米					
乙鼠	生理盐水 5%尼可刹米					

【注意事项】

1. 腹腔注射采取头低位，勿伤及内脏。

2. 判断小鼠出现惊厥的表现为小鼠尾巴竖起、跳跃、后肢强直等。

【结果与分析】

1. 记录每项实验的结果，分析产生的原因。

2. 尼可刹米过量引起惊厥的机制是什么？

护爱生命

"重磅炸弹"是属于制药业的一个专属概念，并不是每一个药物都能成为重磅炸弹的。在制药行业里，能够进入"重磅炸弹"俱乐部的每一个药物，其背后都有一些耐人寻味的故事。20 世纪 50 年代末，由现代药理学的奠基人之一的瑞典化学家 Leo Sternbach 博士研发的地西泮，就是历史上第一个年销售额超过 10 亿美元的"重磅炸弹"药物。地西泮正是 Leo Sternbach 博士正视偶然化学实验失败和偶然的失误而执着开发成功的镇静药。历史总是充满着偶然与必然，但机会是留给那些有准备的人；而好奇心、观察力、创造力与探索精神成就了传奇药物，成就了传奇的科学人生。千淘万漉虽辛苦，吹尽狂沙始"安定"。

目标检测

答案解析

1. 在捣毁蟾蜍脑和脊髓时的操作，错误的是

　　A. 操作者以左手示指和中指夹住动物前肢

　　B. 用左拇指压住动物脊柱

　　C. "将蟾蜍捉拿好后，放于正前方用金属探针进行捣毁，尽可能离眼睛近点便于操作"

　　D. 左手示指压住蛙头部前端

　　E. "找准枕骨大孔，用杀蛙针进行捣毁"

2. 地西泮的作用机制是

　　A. 不通过受体，直接抑制中枢

　　B. 作用于苯二氮䓬受体，增加 GABA 与 GABA 受体的亲和力

　　C. 作用于 GABA 受体，增加体内抑制性递质的作用

　　D. 诱导生成一种新蛋白质而起作用

　　E. 以上都不是

3. 有关地西泮的叙述，错误的是

　　A. 口服比肌注吸收迅速　　　　　　　　B. 口服治疗量对呼吸及循环影响小

　　C. 能治疗癫痫持续状态　　　　　　　　D. 较大量可引起全身麻醉

　　E. 其代谢产物也有作用

4. 小鼠腹腔注射给药时采取的体位是

　　A. 头低尾高　　　　　　B. 头高尾低　　　　　　C. 平躺腹面向下

　　D. 平躺腹面向上　　　　E. 侧卧

5. 苯二氮䓬类中毒的特异解毒药是

　　A. 尼可刹米　　　　　　B. 纳洛酮　　　　　　　C. 氟马西尼

　　D. 钙剂　　　　　　　　E. 美解眠

6. 反射和反射弧的关系是

　　A. 完成反射活动所用的时间决定于反射弧的长度

　　B. 反射活动的完成不需通过反射弧来完成

　　C. 只要反射弧完整，必然出现反射活动

D. 反射弧是完成反射的神经冲动传导路径

E. 没有关系

7. 阈刺激的概念是

    A. 引起组织兴奋的最小刺激强度   B. 引起组织兴奋的最小刺激作用时间

    C. 引起组织抑制的最小刺激   D. 强度为阈值的刺激

    E. 时间为无限长的刺激

8. 连续刺激时,刺激落在前一刺激引起的骨骼肌收缩期内会引起

    A. 单收缩   B. 不完全强直收缩   C. 完全强直收缩

    D. 肌肉震颤   E. 其他

(黄晓珊)

书网融合……

重点回顾

微课

习题

PPT

第七节　内分泌系统与代谢的实验

学习目标

知识目标:

1. 掌握　急性高钾血症动物模型的复制;急性炎症模型复制;高钾血症的判定标准。

2. 熟悉　糖皮质激素类药物的抗炎机制;心电图的描记和分析方法。

3. 了解　高钾血症的发病机制及常规抢救措施。

技能目标:

1. 能运用所学的生理、生化指标并结合临床表现判断高钾血症。

2. 能熟练完成高钾血症复制及解救的实验操作。

3. 能够用所学的知识合理地分析和解释高钾血症的发病机制及糖皮质激素类药物的作用。

素质目标:

1. 培养学生协同合作的团队意识。

2. 培养学生善待动物和感恩奉献的意识。

3. 培养学生严谨的工作作风和缜密的科研思维。

导学情景

情景描述: 患者,女性,49 岁。因单侧局限性肾细胞癌接受左侧肾及肾上腺切除术(术后未接受放化疗)。术前,患者血压正常(120～140/70～90mmHg),血钾处于正常高限水平(4.6～5.6mmol/L)并被要求限制饮食钾摄入。术后数月,患者开始自觉全身乏力,并出现轻度发作性头痛,于当地医

院就诊。体格检查：体质指数（BMI）30kg/m²，呼吸 18 次/分，血压 125/89mmHg，脉搏 89 次/分，肺部听诊清晰，腹部无触痛，无坠积性水肿，无皮疹及黏膜破损。实验室检查：血细胞计数正常，血钠 142mmol/L，钾 6.7mmol/L，氯 106mmol/L，碳酸氢盐 29mmol/L，尿素氮（BUN）6.8mmol/L（19 mg/dl），肌酐 70.7μmol/L（0.8mg/dl），钙 2.4mmol/L（9.5mg/dl）。诊断为高钾血症。给予静脉补盐和强化聚磺苯乙烯治疗。

情景分析：结合病史、体格检查和实验室检查等，患者诊断为高钾血症。血清钾浓度高于 5.5mmol/L 称为高钾血症。根据病情严重的程度，高钾血症可分为轻度、中度和重度高钾血症三种类型。

讨论：高钾血症产生的原因有哪些？

学前导语：高钾血症是临床上一种很常见的病症，患者会表现为乏力、心慌，严重的出现心搏骤停，甚至危及生命。熟悉和了解高钾血症的发病机制及常规抢救措施十分必要。

实验项目一　氢化可的松与吲哚美辛抗炎作用的比较 📱微课

【实验目的】

1. 学习大鼠急性炎症模型制作方法。
2. 观察氢化可的松与吲哚美辛抗炎作用，并分析其作用机制。

【实验原理】

新鲜蛋清注入大鼠后肢足跖皮下后，能够引起炎性介质释放，造成大鼠关节肿胀。通过测量给药前后踝关节容积变化，可以得知肿胀程度。氢化可的松是甾体抗炎药，进入细胞后，与胞质特异受体结合。受体激活，发生变构，进入胞核，与 DNA 类固醇反应元件结合，阻滞或诱导特殊基因转录，使炎症相关蛋白的表达发生变化。吲哚美辛是非甾体抗炎药，通过抑制 COX-2，从而减少前列腺素的合成，起到抗炎作用。

❓ 想一想4-7-1

糖皮质激素类药物的临床应用有哪些？

答案解析

【动物与器材】

1. **实验动物**：大鼠（200~250g）。
2. **器材**：电子秤，鼠笼，1ml 注射器 3 支，容积测量仪，记号笔。
3. **药品与试剂**：0.5% 氢化可的松注射液，0.5% 吲哚美辛注射液，新鲜蛋清，生理盐水。

【实验方法】

1. 取大鼠三只，称重，编号甲、乙、丙。分别用记号笔在三只大鼠右后肢踝骨突起点做标记，用容积测量仪测出踝关节容积（ml），并记录。

2. 三只大鼠分别腹腔注射 0.5% 氢化可的松注射液（1ml/100g）、0.5% 吲哚美辛注射液（1ml/100g）、生理盐水（1ml/100g）。

3. 30 分钟后，分别于三只大鼠右后肢掌心凹陷处注入新鲜蛋清（0.1ml/只）。于注射后 15 分钟、

30分钟、45分钟、60分钟测量三只大鼠右踝关节容积（ml）一次，记录结果，算出肿胀度。肿胀度计算公式如下：

$$肿胀度 = （致炎前踝关节容积 - 致炎后踝关节容积）/ 致炎前踝关节容积$$

观察项目	药物	剂量	致炎前踝关节容积（ml）	致炎后踝关节容积（ml）				肿胀度			
				15min	30min	45min	60min	15min	30min	45min	60min
甲鼠	0.5%氢化可的松										
乙鼠	0.5%吲哚美辛										
丙鼠	生理盐水										

【注意事项】

1. 在大鼠踝关节处做标记，每次测容积时都要在同一标记处测定。
2. 测量容积时为减少误差，每组每次由同一个人测。

【结果与分析】

1. 记录每项实验的结果，分析产生的原因。
2. 讨论非甾体抗炎药与甾体抗炎药抗炎的作用机制有何不同。

❤ 护爱生命

糖皮质激素类药物具有强大的药理作用，临床常用于严重感染、休克、器官移植、哮喘、肾病、皮肤病、颈椎病、骨质增生、眼病等的治疗。但是，必须是规范使用，而不是滥用。滥用激素现象广泛存在，把激素当作退热药使用、作为"经验"用药、"冲击疗法"或超大剂量长疗程使用激素、预防输液反应等，随之而来的是一系列危害，比如：干扰和掩盖病情从而使病情进一步恶化，水电解质紊乱引发高血压，长疗程应用导致内分泌紊乱、消化系统并发症、骨质疏松、精神异常、白内障、青光眼等。激素的滥用给患者的健康乃至生命造成重大影响。医药工作者应认真学习和宣传，严格按照《糖皮质激素类药物临床应用指导原则》规范使用激素，以保障患者用药安全、有效。

实验项目二　急性高钾血症的观察与解救

【实验目的】

1. 学会复制急性高钾血症模型，了解高钾血症的常规抢救措施。
2. 通过观测高钾血症时心电图的变化特征，了解高钾血症对心脏的毒性作用。
3. 在实验操作过程中学会与他人合作与配合，领悟合作的目的与意义。

【实验原理】

血清钾浓度高于5.5mmol/L时，即为高钾血症。高钾血症是临床上常见的电解质紊乱性疾病，急性重度高钾对心肌的毒性作用很强，可发生致命性心室纤颤和心搏骤停。轻度高钾时，心肌兴奋性会升高，重度高钾时，心肌兴奋性下降，且自律性、传导性和收缩性均下降。高钾血症心电图特征在早期出现T波高尖，P波和QRS波压低增宽，S波增深。

急性高钾血症的抢救措施是及时静脉输入钙盐、碱性溶液（如 NaHCO₃）或葡萄糖－胰岛素溶液等，以达到对抗高血钾对心肌细胞的毒性作用，同时促进 K^+ 移入细胞内，降低血中钾浓度。

练一练4-7-1

高钾血症时心电图的特点是

A. T 波高尖，QRS 波群增宽
B. T 波低平，Q－T 间期缩短

C. T 波低平，Q－T 间期延长
D. T 波高尖，Q－T 间期延长

E. T 波低平，出现 U 波

答案解析

👁 看一看

高钾血症的临床治疗原则

临床上对高钾血症患者的治疗，应遵循以下几点。

（1）立即停止摄入钾：立即停止输注或口服含钾药物，避免进食含钾量高的食物。

（2）积极防治心律失常：发生心律不齐时，可将 10% 葡萄糖酸钙加入等量 25% 葡萄糖溶液内静脉推注。

（3）迅速降低血钾：①输注高渗碱性溶液：给予 5% 碳酸氢钠 60～100ml 静脉注射后，再继续静脉输入 100～200ml。②输注葡萄糖溶液及胰岛素：给予 25% 葡萄糖溶液 100～200ml，每 5g 糖加入胰岛素 1U 静脉滴注，以促进 K^+ 转移入细胞内。

（4）积极治疗原发疾病和改善肾功能。

（5）促使多余钾排出体外：①静脉推注呋塞米 40mg。②口服阳离子交换树脂，每次 15g，每日 4 次。③血液透析或腹膜透析。

? 想一想4-7-2

高钾血症对机体会产生哪些影响？

答案解析

【动物与器材】

1. 实验动物：家兔。

2. 器材：哺乳动物手术器械，兔手术台，兔固定器，婴儿磅秤，注射器（5ml、10ml、20ml 各一支），小儿头皮针，生物信号采集系统，心电导联线。

3. 药品与试剂：25% 乌拉坦，0.5% 肝素生理盐水，4% 和 10% 氯化钾溶液，4% 碳酸氢钠溶液，葡萄糖胰岛素溶液（50% 葡萄糖 4ml 加 1U 胰岛素）。

【实验方法】

1. 麻醉和固定　取家兔 1 只，称重，耳缘静脉缓慢注射 20% 乌拉坦（5ml/kg），麻醉后仰卧固定于兔手术台上。

2. 颈总动脉插管　分离左侧颈总动脉，进行动脉插管，取血 1ml 测定实验前血钾浓度。

3. 心电图描记　将针型电极分别插入家兔四肢踝部皮下。导联线的连接顺序：左前肢（黄），右前肢（红），左后肢（绿），右后肢（黑）。将电极的另一端连接于生物信号采集分析系统，描记实验前正常心电图波形，与实验过程中的心电图波形进行对比分析。

4. 抢救药品准备 分组抽取4%碳酸氢钠溶液（5ml/kg）、10%氯化钙溶液（2ml/kg）、葡萄糖胰岛素溶液（7ml/kg）。

5. 高钾血症复制 建立家兔耳缘静脉输液通道，向静脉内缓慢滴注4%氯化钾溶液（15~20滴/分）。家兔另一侧耳缘静脉插入小儿头皮针，用胶布将头皮针固定在耳郭上备用。

6. 高钾血症抢救 注射氯化钾的过程中，密切观察心电图波形的异常，出现T波高尖，P波和QRS波压低增宽时立即分组抢救，同时取血1ml检测血钾浓度。

（1）从预先固定好的头皮针快速注入准备好的4%碳酸氢钠溶液（5ml/kg）。

（2）从预先固定好的头皮针快速注入准备好的10%氯化钙溶液（2ml/kg）。

（3）从预先固定好的头皮针快速注入准备好的葡萄糖胰岛素溶液（7ml/kg）。

7. 观察异常的心电图是否恢复正常 待心电图基本恢复正常时，从耳缘静脉注射10%氯化钾溶液（8ml/kg），观察心电图的变化，直至家兔死亡，剖开胸腔观察心搏骤停时的状态。

观察项目	实验前	高钾血症时	抢救后成果
血钾浓度			
心电图变化			
呼吸变化			

【注意事项】

1. 注射麻醉药物时速度要慢，密切观察家兔麻醉情况，一旦达到麻醉效果，立即停止注射。

2. 注射氯化钾时随时观察各项指标变化，不宜太快或太慢。

3. 实验前稳妥的接好心电图地线。

【结果与分析】

1. 记录每项实验的结果，分析产生的原因。

2. 试着分析碳酸氢钠、氯化钙、葡萄糖胰岛素解救高钾血症的机制。

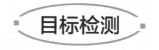 目标检测

答案解析

1. 下列药物中没有抗炎、抗风湿作用的是

    A. 乙酰水杨酸   B. 对乙酰氨基酚   C. 吲哚美辛

    D. 布洛芬   E. 萘普生

2. 糖皮质激素诱发和加重感染的原因是

    A. 糖皮质激素用量不足   B. 患者对糖皮质激素不敏感

    C. 糖皮质激素对细菌无作用   D. 未合用足量有效的抗菌药

    E. 免疫抑制作用，使机体防御能力下降

3. 糖皮质激素禁用于

    A. 过敏性疾病   B. 局部应用   C. 新近骨折

    D. 血液病   E. 自身免疫性疾病

4. 高钾血症是指血清钾浓度大于

    A. 4.5mmol/L   B. 5.5mmol/L   C. 6.5mmol/L

    D. 7.5mmol/L   E. 8.5mmol/L

5. 下述有关高钾血症的治疗，错误的是

    A. 治疗原发病   B. 促进钾从肠道排出

    C. 降低血清钠浓度   D. 注射葡萄糖和胰岛素

    E. 注射钙剂和钠盐

6. 高钾血症对机体的最大危害是

    A. 低血糖   B. 心肌收缩性降低   C. 骨骼肌麻痹

    D. 酸中毒   E. 心室纤颤和停跳

7. 解热镇痛药的解热、镇痛和消炎抗风湿作用机制与抑制何种酶有关

    A. 环氧酶   B. 腺苷酸环化酶   C. 鸟苷酸环化酶

    D. 磷酸二酯酶   E. 胆碱酯酶

8. 感染中毒性休克患者使用糖皮质激素治疗时，应采用

    A. 大剂量肌内注射

    B. 小剂量反复静脉点滴给药

    C. 大剂量突击静脉给药

    D. 一次负荷量肌内注射给药，然后静脉点滴维持给药

    E. 小剂量快速静脉注射

9. 抗炎作用最强的糖皮质激素是

    A. 可的松   B. 氢化可的松   C. 氟氢可的松

    D. 倍他米松   E. 泼尼松

10. 属于长效糖皮质激素的药物是

    A. 氢化可的松   B. 甲泼尼松   C. 可的松

    D. 地塞米松   E. 泼尼松龙

（黄晓珊）

书网融合……

     重点回顾   微课   习题

PPT

第八节 药物作用实验

学习目标

知识目标：

1. 掌握　研究药物作用的基本操作方法和技能；药理实验仪器的正确使用方法；动物的捉拿方法和基本注射方法等。

2. 熟悉　实验室垃圾分类管理和卫生管理标准。

3. 了解　获得药理学知识的科学途径。

技能目标：

1. 能熟练完成实验操作，通过药理学实验可以使所学的基本理论和基础知识得到进一步验证，加强和巩固对理论知识的理解。

2. 能运用所学的知识合理地分析和解释药理学实验结果、相关机制以及临床用药注意事项。

3. 培养学生发现问题、分析问题和解决问题的能力。

素质目标：

1. 培养学生协同合作的团队意识，善于思考的探究精神。

2. 培养学生善待动物、珍爱生命和感恩奉献的人文情怀。

3. 培养学生严谨的工作态度、实事求是的工作作风和科学的思维方法，为将来的工作和科研奠定基础。

4. 培养学生实验室的安全意识和自我保护意识。

📖 导学情景

情景描述：患者，男，42岁，因右肩周炎而就诊。给予阿司匹林0.3g，每日3次口服。口服2次后，患者感右肩疼痛减轻，右手可抬起梳头，因此，误认为口服大剂量阿司匹林可快速治愈疾病，便私自一次口服了10粒（每粒0.3g）。服后约3小时，出现头痛、视物不清、大汗淋漓及呕吐等现象，呕吐物中含有鲜血少许。家属立即将患者送往医院，途中患者出现躁动不安、神志不清……诊断为大剂量阿司匹林引起的中毒，立即洗胃、导泻，并密切观察生命体征及大小便等。

情景分析：结合病史、体格检查和CT等，患者诊断为大剂量阿司匹林中毒。

讨论：请问不同给药剂量阿司匹林会有什么不同的药理效应？为什么大剂量会出现以上中毒症状呢？

学前导语：不同给药剂量会产生不同的药物作用，不同的给药途径或者剂型等也会影响药物作用。通过药理学动物实验，观察不同给药剂量和不同给药途径对药物作用的影响，能帮助大家更好地理解影响药物作用的因素等相关基本知识，更好地了解临床用药注意事项。

实验项目一　不同给药途径对药物作用的影响 🅴微课

【实验目的】

1. 学习和掌握小白鼠的捉拿和灌胃法、皮下注射法。

2. 观察不同给药途径对药物作用的影响。

3. 了解尼可刹米的药理作用。

【实验原理】

药物从给药部位进入血液循环的过程称为吸收。除静脉给药，其他给药途径均需要吸收过程才能进入血液循环。不同的给药途径吸收的快慢和多少不同，因此不同给药途径可影响药物作用的快慢和强弱。

尼可刹米是呼吸中枢兴奋药，治疗量可直接兴奋延髓呼吸中枢，也可刺激颈动脉体和主动脉体化学感受器，反射性兴奋呼吸中枢，并能提高呼吸中枢对 CO_2 的敏感性，使呼吸频率加快，呼吸幅度加深，通气量增加，呼吸功能改善。临床常用于各种原因引起的中枢性呼吸抑制，对各种中枢抑制药如吗啡等过量引起的呼吸抑制疗效较好。

❓ 想一想4-8-1

不同给药途径会影响药物作用的快慢和程度，会不会影响药物作用的性质呢？比较硫酸镁通过口服给药和静脉注射给药的药理作用有何不同。

答案解析

🔧 练一练4-8-1

各种给药途径产生效应快慢顺序正确的是

A. 肌内注射＞静脉注射＞吸入给药＞皮下注射

B. 吸入给药＞静脉注射＞肌内注射＞皮下注射

C. 静脉注射＞吸入给药＞肌内注射＞皮下注射

D. 静脉注射＞吸入给药＞皮下注射＞肌内注射

E. 静脉注射＞皮下注射＞吸入给药＞肌内注射

答案解析

【动物与器材】

1. 实验动物：小白鼠。

2. 器材：动物实验成套器械和用品，天平，1ml 注射器，小鼠灌胃器，大烧杯。

3. 药品与试剂：2% 尼可刹米注射液。

【实验方法】

1. 每组取小白鼠 2 只，称重，编号。

2. 观察小白鼠正常活动情况，每只采用一种给药方法。

（1）1 号小白鼠灌胃法，2% 尼可刹米注射液 0.2ml/10g。

（2）2 号小白鼠皮下注射法，2% 尼可刹米注射液 0.2ml/10g。

3. 用药后立即记录给药时间，观察小白鼠出现惊厥的时间和程度。小白鼠惊厥的表现为兴奋、竖尾、四肢抽搐、死亡。

👁看一看

小鼠的捉拿方法

将小鼠放在粗糙面上，右手拉住小鼠尾巴，左手的拇指、示指和中指揪住小鼠的颈部头皮，然后小指和环指压住小鼠的尾巴。动作要敏捷迅速，忌犹豫不决。

【注意事项】

1. 称重注意先去皮。天平去皮方法：把容器在电子秤秤台上，按"去皮"或"置零"键，重量显示为零，再把要称的物品放进容器里，得出的就是物品的实际重量。特别提当完成一次称重后，再次称重前请重新再按"去皮"或"置零"键。

2. 皮下注射的方法和部位要正确。皮下注射的部位通常取小鼠的背部。皮下注射方法如下：①将注射部位皮肤拉起，使皮下形成空隙；②注射针刺入皮下 5～10mm，把针尖轻轻向左右摆动，容易摆动则表明已刺入皮下，然后注射药物。③拔针后以手指捏住针刺部位，可防止药液外漏。

3. 灌胃操作手法要准确轻柔，勿灌入气管内。灌胃方法如下：①小鼠的固定是灌胃给药中最重要的一步，需要动作迅速，减少动物的不适感。固定小鼠，使其头、颈和身体呈一直线。如果小鼠始终活动抵抗，要放开重新捉拿固定，不要逞强继续下一步操作。②固定好后开始灌胃，将灌胃针头从小鼠的嘴角进入，压住舌头，抵住上颚，轻轻向内推进，进入食管后会有一个刺空感即可推注药物。

【实验结果】

在下表记录试验结果。

鼠号	体重（g）	给药剂量（ml）	给药途径	是否惊厥	出现惊厥的时间（潜伏期	出现惊厥的程度
1			灌胃			
2			皮下注射			

【实验分析与讨论】

1. 结合实验原理，分析实验结果产生的原因。

2. 不同给药途径对药物作用有何临床意义？

实验项目二　不同给药剂量对药物作用的影响

【实验目的】

1. 练习掌握小白鼠的捉拿法，学习腹腔注射法。

2. 观察药物的不同剂量对药物作用的影响。

3. 了解水合氯醛的药理作用。

【实验原理】

药物剂量与药理效应在一定范围内成正比，称为剂量－效应关系。药物剂量决定药理效应的强弱，在一定剂量范围内，剂量越大，效应也随之增强。一般药物剂量过小，药物作用不明显，剂量过大，则可能出现不良反应，甚至毒性反应。通过量效关系的研究，可定量分析和阐明药物剂量与效应之间的关系，有助于了解药物作用的性质，并为临床用药提供参考。

水合氯醛是一种催眠药、抗惊厥药。治疗量可诱导入睡，催眠作用温和，不缩短快速眼动睡眠期，无后遗效应；较大剂量有抗惊厥作用，可用于小儿高热、破伤风及子痫引起的惊厥；大剂量可引起昏迷和麻醉，抑制延髓呼吸及血管运动中枢，导致死亡。

？ 想一想4-8-2

什么是药物的安全范围？药物安全范围对临床用药有何重要意义？

答案解析

✖ 练一练4-8-2

药物常用量的剂量范围是指

A. 最小有效量与极量之间　　　　　　B. 最小有效量与最小中毒量之间

C. 比最小有效量大些，比极量小些　　D. 比最小有效量大些，比最小中毒量小些

E. 不超过极量

答案解析

【动物与器材】

1. 实验动物：小白鼠。

2. 器材：动物实验成套器械和用品，天平，1ml注射器，大烧杯。

3. 药品与试剂：2%水合氯醛溶液。

【实验步骤】

1. 每组取小白鼠2只，称重，编号，观察小白鼠正常活动情况。

2. 将2只小白鼠分别进行腹腔注射。

（1）1号小白鼠腹腔注射2%水合氯醛溶液0.1ml/10g。

（2）2号小白鼠腹腔注射2%水合氯醛溶液0.5ml/10g。

3. 用药后立即记录给药时间，观察小白鼠活动情况，重点观察有无翻正反射及持续时间。

4. 实验完成，将观察结果填入表内。

【注意事项】

1. 称重注意去皮，剂量换算需准确无误。

2. 腹腔注射部位要正确，进针不宜过深，以免伤及内脏。腹腔注射方法是小白鼠腹腔注射时，左手固定好动物，将腹部朝上，右手将注射器的针头在下腹部腹白线稍向左的位置，从下腹部朝头方方向刺入皮肤，针头到达腹部皮下后，向前行进一小段距离，接着使注射针与皮肤呈45°刺入腹肌，针尖通过腹肌后抵抗消失。在此处保持针尖不动的状态下，回抽针栓，如无回血或尿液，再以一定的速度轻轻注入药液。为避免刺破内脏，可将动物头部放低，使脏器移向横膈处。

【实验结果】

在下表中记录试验结果。

鼠号	体重（g）	给药剂量（ml）	用药后活动情况	有无翻正反射	翻正反射持续时间
1					
2					

【结果分析与讨论】

1. 结合实验原理，分析实验结果产生的原因。

2. 讨论不同给药剂量对药物作用有何临床意义。

实验项目三　普鲁卡因与丁卡因毒性的比较

【实验目的】

1. 练习小白鼠的捉拿法和腹腔注射法。

2. 学会观察普鲁卡因与丁卡因毒性反应的差异。

3. 了解局麻药的药理作用和不良反应。

【实验原理】

局麻药是一类能使用药局部感觉暂时消失，而患者在意识清醒条件下进行无痛手术的药物，代表药物有普鲁卡因、丁卡因等。普鲁卡因为短效局麻药，对黏膜的穿透力弱，一般不作表面麻醉，主要用于浸润麻醉、传导阻滞、腰麻和硬膜外麻醉。丁卡因为长效局麻药，丁卡因的穿透力及局麻作用均比普鲁卡因强，且作用持久，主要用于表面麻醉，也可用于腰麻、传导阻滞、硬膜外麻醉。

局麻药用量过大或意外血管内注入，可产生吸收作用，出现中毒反应。可引起中枢反应，表现为先兴奋后抑制，还可导致血压下降、心脏停搏等。普鲁卡因性能稳定，毒性最小；丁卡因毒性为普鲁卡因的 10 倍，故一般不用于浸润麻醉。

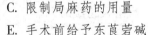 练一练4-8-3

患者，男，30 岁。经诊断为化脓性指头炎，拟在局麻下行手术切开引流。为防止局麻药吸收后的毒性反应，应采取的措施是

A. 在局麻药中加 0.1% 肾上腺素　　　B. 宜用高浓度的局麻药，以减少药液体积

C. 限制局麻药的用量　　　　　　　　D. 手术后吸氧

E. 手术前给予东莨菪碱

答案解析

【动物与器材】

1. 实验动物：小白鼠。

2. 器材：动物实验成套器械和用品，天平，1ml 注射器，大烧杯。

3. 药品与试剂：标签破损的两瓶药液 A 和 B，分别为 1% 普鲁卡因溶液、1% 丁卡因溶液。

【实验步骤】

1. 取小白鼠 2 只，称重，标号，观察正常活动情况。

2. 将 2 只小白鼠分别进行腹腔注射。

（1）1 号鼠腹腔注射药液 A 0.1ml/10g。

（2）2 号鼠腹腔注射药液 B 0.1ml/10g。

3. 观察小白鼠用药后反应，记录用药后出现惊厥的时间和程度，并比较两药的毒性大小。

【注意事项】

给小鼠腹腔注射时，注意采取头低位，自左下腹朝头部方向刺入腹腔，针头不要刺入太深、太靠上，以免刺破内脏。

【实验结果】

在下表中记录试验结果。

鼠号	体重（g）	药物编号	给药剂量（ml）	用药后反应（出现惊厥的时间和程度）	毒性大小比较
1		A			
2		B			

【实验结果分析】

1. 请推测 A 药和 B 药为各为什么溶液。

2. 请对结果进行讨论与分析。

实验项目四 链霉素毒性反应及钙剂的对抗作用

【实验目的】

1. 练习小白鼠的捉拿法和腹腔注射法。

2. 观察链霉素阻断神经–肌肉接头的毒性及钙离子的对抗作用。

【实验原理】

链霉素为氨基糖苷类抗生素。大剂量静脉滴注或腹腔注射时，抑制神经突触前膜钙离子内流，从而抑制了节前神经末梢 Ach 的释放，造成神经–肌肉接头处传递阻断，导致急性神经肌肉麻痹，表现为四肢软弱无力、呼吸困难，甚至呼吸抑制而死亡等毒性反应。钙剂能升高血液中钙离子的浓度，使 Ach 的释放增多，从而对抗链霉素的毒性反应。因此，临床上一般用氯化钙、葡萄糖酸钙或新斯的明拮抗此毒性反应。

❓ **想一想4-8-3**

为什么新斯的明能缓解链霉素导致的神经–肌肉接头麻痹症状？

答案解析

✎ **练一练4-8-4**

患者，女性，30 岁。以肺结核收治入院，给予抗结核治疗，链霉素肌注 10 分钟后患者出现头晕、耳鸣、乏力、呼吸困难等症状，继而出现意识模糊、晕倒、血压下降、心律失常等症状。

患者出现上述症状的可能原因是

A. 链霉素引起的神经毒性　　　　　B. 链霉素引起的神经–肌肉阻滞作用

C. 链霉素引起的肾毒性　　　　　　D. 链霉素引起的过敏性休克

E. 患者突发心肌梗死

答案解析

【动物与器材】

1. **实验动物：**小白鼠。

2. 器材：动物实验成套器械和用品，天平，1ml 注射器，大烧杯。

3. 药品与试剂：4% 硫酸链霉素，2% 氯化钙溶液，生理盐水，0.05% 新斯的明溶液。

【实验步骤】

1. 取大小相近的小白鼠 2 只，称其体重并编号，观察正常活动情况，呼吸及肌紧张。

2. 第一次注射：1 号鼠腹腔注射 2% 氯化钙溶液 0.1ml/10g；2 号鼠腹腔注射生理盐水 0.1ml/10g，观察 6~7 分钟后。

3. 第二次注射：两只小白鼠分别腹腔注射 4% 硫酸链霉素溶液 0.15ml/10g，观察它们有何变化。

4. 第三次注射：2 号鼠出现毒性作用后，注射 0.05% 新斯的明溶液 0.1ml/10g，观察 2 号鼠活动情况。

【注意事项】

1. 注意给药的次序和剂量，切勿注射错误。

2. 注射链霉素后毒性反应，一般用药 10 分钟后才出现，并逐渐加重。

3. 小鼠腹腔注射时，注意采取头低位，自左下腹朝头部方向刺入腹腔，注意针头不要刺入太深、太靠上，以免刺破内脏。

【实验结果】

鼠号	体重（g）	药物	用链霉素后的反应（呼吸、肌张力、活动）	用新斯的明后反应（呼吸、肌张力、活动）
1		2% $CaCl_2$ 溶液		/
2		生理盐水		

【实验结果分析】

1. 分析本实验链霉素毒性反应的机制和解救机制。

2. 讨论氨基糖苷类药物不良反应和用药注意事项。

实验项目五　有机磷酸酯类药物中毒与解救

【实验目的】

1. 练习家兔的捉拿法和耳缘静脉注射法。

2. 观察阿托品和解磷定对有机磷酸酯类药物中毒的解救作用。

【实验原理】

有机磷酸酯类药物进入机体后，会与体内胆碱酯酶结合，从而使体内胆碱酯酶失活、老化、灭活，造成体内乙酰胆碱大量蓄积，乙酰胆碱可激动 M 受体和 N 受体，引起 M 样和 N 样中毒症状。其中，轻度中毒时主要表现为 M 样症状，中度中毒表现为 M 样症状和 N 样症状，重度中毒除了 M 样症状和 N 样症状外，还会出现中枢神经系统症状。M 样症状表现为：瞳孔括约肌收缩，瞳孔缩小；腺体分泌增加，大汗淋漓，流涎，呼吸道分泌物增加可以听见湿啰音；平滑肌收缩；膀胱逼尿肌收缩，小便失禁；心肌被抑制，心率减慢，心肌收缩力降低。N 样症状表现为：激动神经节的 N 受体，出现神经节的兴奋激动骨骼肌上的 N 受体，出现肌肉颤动、抽搐、肌无力、麻痹。中枢神经系统症状：中枢神经系统先兴奋后抑制，出现不安、头痛、头晕、昏迷、窒息。有机磷酸酯类药物中毒的解救，一个是对症治疗，一个是对因治疗。对症治疗常用的是阿托品，它是 M 受体阻断药，主要针对 M 样症状。对因治疗常用的是解磷定，它可以使胆碱酯酶复活，通过增加乙酰胆碱的水解而缓解 M 样和 N 样症状，主要缓解 N 样症状，对 M 样症状较弱。

? 想一想4-8-4

有机磷酸酯类中毒后，用阿托品能解除哪些症状？解磷定能解除哪些症状？为什么？

答案解析

练一练4-8-5

马拉硫磷中毒的解救药物是

A. 尼可刹米 + 阿托品　　　　　B. 阿托品 + 碘解磷定

C. 碘解磷定 + 肾上腺素　　　　D. 东莨菪碱 + 新斯的明

E. 去甲肾上腺素 + 丙胺太林

答案解析

【动物与器材】

1. 实验动物：家兔。

2. 器材：兔固定器，婴儿磅秤，5ml 注射器，量瞳尺，棉球，纱布。

3. 药品与试剂：0.8% 敌敌畏溶液，2.5% 碘解磷定注射液，0.05% 硫酸阿托品注射液。

【实验步骤】

1. 取家兔 1 只，称重，观察其正常活动情况，记录其呼吸频率、瞳孔大小、唾液分泌、大小便、有无肌颤等。

2. 家兔背部皮下注射 0.8% 敌敌畏溶液 1ml/kg，严密观察上述指标的变化情况。

3. 待中毒症状明显出现后，立即从耳缘静脉注射 0.05% 硫酸阿托品注射液 2ml/kg，观察对家兔的解救效果，之后注射 2.5% 解磷定注射液 2ml/kg，再次观察家兔的解救效果。并记录实验结果。

【注意事项】

1. 敌敌畏刺激性较大，注射时要将家兔固定好。

2. 给家兔注射敌敌畏溶液后，如经 20 分钟后仍未出现中毒症状者，可再静注 1/6 敌敌畏溶液。

3. 应先抽好硫酸阿托品注射液和解磷定注射液，准备找好耳缘静脉，已确保抢救成功。

【实验结果】

在下表中记录试验结果。

观察项目	药物	剂量	M 样症状				N 样症状	
			瞳孔大小	呼吸频率	唾液分泌	大小便	肌肉颤动	活动情况
家兔	用药前							
	0.8% 敌敌畏溶液	1ml/kg						
	0.05% 硫酸阿托品注射液	2ml/kg						
	2.5% 解磷定注射液	2ml/kg						

【实验结果分析】

1. 试根据本次实验的结果，分析有机磷酸农药的中毒机制。

2. 解救有机磷酸酯类中、重度中毒，为什么阿托品须与解磷定合用？比较阿托品和解磷定的解救作用机制。

❤ **护爱生命**

有机磷酸酯类是当今生产和使用最多的农药，品种达上百种，大多属于剧毒或高毒类农药，对人类的毒性较大。有机磷酸酯类农药可经皮肤、消化道和呼吸道进入体内，与 AChE 牢固结合，形成难以解离的磷酰化 AChE，使之失去水解 ACh 的能力，导致体内 ACh 大量积聚而引起一系列中毒症状。

世界万物，唯有生命最为珍贵，没有生命就没有一切。在中华五千年文明史中，是人类用一颗热爱生命的恒心，编制了一条文明的生命之河。当代青年应乐观开朗、自信的生活，万不可因为学习、生活、工作、情感等问题而采取极端的方法结束生命，逃离现实。热爱生活、珍惜生命，用有限的生命描绘出一幅绚丽多彩的画卷，为祖国、为人民奉献自己的光和热。

实验项目六 硫酸镁的导泻作用及原理分析

【实验目的】

1. 练习小鼠的捉拿法和灌胃的操作方法。
2. 观察硫酸镁对肠道的作用并分析其作用机制。

【实验原理】

硫酸镁口服后，在肠道解离成难吸收的 Mg^{2+} 而迅速升高肠内渗透压，阻止肠内水分吸收，并使肠壁内水分向肠腔内转移，因而增大肠腔内容积，肠管被动扩张，反射性的增强肠蠕动而产生导泻作用。镁盐还可作用于十二指肠，使之分泌胆囊收缩素而促进小肠和结肠的分泌和蠕动，排出稀便。

✎ **练一练4-8-6**

硫酸镁用于救治中毒导泻，适宜用

A. 口服给药　　B. 吸入给药　　C. 肌内注射　　D. 直肠给药　　E. 皮下注射

答案解析

【动物与器材】

1. 实验动物：小鼠。

2. 器材：小鼠灌胃器，手术剪，镊子，米尺，蛙板。

3. 药品与试剂：10% 亚甲蓝硫酸镁溶液，10% 亚甲蓝氯化钠溶液。

【实验步骤】

1. 取体重相似（25g 左右）的小白鼠2只，并均已饥饿6~8小时，编号甲、乙，甲鼠以10% 亚甲蓝硫酸镁溶液 1ml 灌胃；乙鼠以 10% 亚甲蓝氯化钠溶液 1ml 灌胃。

2. 40分钟后，将小白鼠行颈椎脱臼致死，置于蛙板上，用手术剪立即剖开腹腔，比较甲乙两鼠的肠蠕动及肠膨胀情况有何不同。

3. 将幽门至直肠的肠系膜进行分离，并将肠拉成直线，测量自幽门至回盲部亚甲蓝到达的距离，比较甲乙两鼠有何不同。

4. 最后将肠壁剪开，观察两鼠粪便性状有何不同。

【注意事项】

1. 给药量必须准确，每只小鼠灌胃与处死时间必须一致。

2. 灌胃时，动作要轻柔，切勿插入气管或胸腔。

3. 亚甲蓝溶液移动可能有中断，应以移动最远处为测量终点。

4. 剪取肠管不要过度拉扯肠管。

【实验结果】

在下表中记录试验结果。

鼠号	肠膨胀情况	肠蠕动情况	亚甲蓝至回盲部的距离	粪便性状
甲				
乙				

【实验结果分析】

1. 记录每项实验的结果，分析产生的原因。

2. 试述硫酸镁的导泻机制及其临床用途。

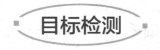 目标检测

答案解析

1. 药物与动物毒性的关系是

    A. LD_{50} 越大，毒性越大　　　　　　　　B. LD_{50} 越大，毒性越小

    C. LD_{50} 越小，毒性越小　　　　　　　　D. LD_{50} 越大，越容易发生毒性反应

    E. LD_{50} 越小，越容易发生过敏反应

2. 需要维持药物有效血药浓度时，正确的恒量给药的间隔时间是

    A. 每4h给药1次　　　　B. 每6h给药1次　　　　C. 每8h给药1次

    D. 每12h给药1次　　　　E. 根据药物的半衰期确定

3. 某药物在口服和静脉注射相同剂量后的药时曲线下面积相等，表明其

    A. 口服吸收迅速　　　　　　　　　　　　B. 口服吸收完全

    C. 口服的生物利用度低　　　　　　　　　D. 口服药物未经肝门脉吸收

    E. 属一室分布模型

4. 舌下给药的优点是

    A. 方便且经济　　　　　B. 吸收规则　　　　　C. 避免首过消除

    D. 不良反应小　　　　　E. 不被胃液破坏

5. 药时曲线的峰浓度表明

    A. 药物吸收速度与消除速度相等　　　　　B. 药物吸收过程已完成

    C. 药物在体内分布已达到平衡　　　　　　D. 药物消除过程刚开始

    E. 药物的疗效最好

6. 下列关于利多卡因的说法，错误的是

    A. 能穿透黏膜，作用比普鲁卡因快、强、持久　　　B. 安全范围较大

C. 易引起过敏反应

E. 可用于各种局麻作用

D. 有抗心律失常作用

7. 是酯类，可用于表面麻醉，但不用于浸润麻醉的是

A. 普鲁卡因　　　　　B. 利多卡因　　　　　C. 丁卡因

D. 罗哌卡因　　　　　E. 丁哌卡因

8. 关于普鲁卡因，错误的说法是

A. 毒性较小，刺激性小　　　　　　　　　　　B. 有扩血管作用，应加入少量肾上
腺素

C. 吸收快，作用时间短　　　　　　　　　　　D. 可用于局部封闭

E. 可用于表面麻醉

9. 关于碘解磷定的叙述，错误的是

A. 不能直接对抗体内积聚的 Ach 的作用

B. 对内吸磷、对硫磷中毒疗效好

C. 只能迅速消除 M 样症状

D. 与阿托品有协同作用

E. 剂量过大，会加重有机磷酸酯的中毒反应

10. 有机磷酸酯类中毒的机制是

A. 裂解 AChE 的酯解部位　　　　　　　　　B. 使 AChE 的阴离子部位乙酰化

C. 使 AChE 的阴离子部位磷酰化　　　　　　D. 使 AChE 的酯解部位乙酰化

E. 使 AChE 的酯解部位磷酰化

11. 有机磷酸酯类急性中毒时，下列哪一项症状是阿托品不能缓解的

A. 瞳孔缩小　　　　　B. 出汗　　　　　C. 恶心，呕吐

D. 呼吸困难　　　　　E. 肌肉颤动

12. 氨基糖苷类药物没有的不良反应是

A. 抑制骨髓造血功能　　B. 耳毒性　　　　　C. 肾毒性

D. 神经 - 肌肉阻滞　　　E. 过敏反应

13. 治疗鼠疫的首选药是

A. 头孢他啶　　　　　B. 罗红霉素　　　　　C. 链霉素

D. 氯霉素　　　　　E. 四环素

14. 氨基糖苷类抗生素的抗菌机制是

A. 抑制细菌蛋白质合成　　B. 抑制细菌细胞壁合成　　C. 影响细菌叶酸代谢

D. 抑制细菌 RNA 合成　　　E. 抑制细菌 DNA 合成

（易　娟　黄晓珊）

书网融合……

 重点回顾　　 微课　　 习题

PPT

第九节 生物化学部分实验

实验项目一 酶联免疫吸附技术检测乙型肝炎病毒表面抗原

学习目标

知识目标：

1. 掌握 酶联免疫吸附实验检测乙肝病毒表面抗原、血糖浓度测定、酶活性测定、尿液中 HCG 检测、血清总胆红素浓度测定、血清总蛋白浓度测定、离心技术、尿液成分检测在工作中应用的意义。

2. 熟悉 酶联免疫吸附实验技术、血糖浓度测定、酶活性测定、亲和层析技术检测尿液中 HCG、血清总胆红素浓度测定、血清总蛋白浓度测定、离心技术提取酵母核蛋白和 RNA、尿液成分检测的工作流程。

3. 了解 酶联免疫吸附实验检测其他抗原抗体、分光光度实验技术、亲和层析技术应用、离心技术原理、干化学分析实验技术。

技能目标：

1. 能在教师的指导下完成实验操作。

2. 能应用所学实验项目与所学生物化学理论相结合解决实际问题。

素质目标：

1. 培养学生的工作担当意识。

2. 培养学生协同合作的团队意识。

3. 培养学生严谨的工作作风和认真端正的工作态度。

导学情景

情景描述： 患者，男，36 岁。近半年，胸腹部总是胀痛，食欲不好，恶心、乏力，无明显发热。诊断为慢性乙型肝炎。

情景分析： 结合临床表现，进行相关系统疾病筛查，乙型肝炎病毒"两对半"检测结果显示：乙肝表面抗原（＋），乙肝表面抗体（－），乙肝 e 抗原（－），乙肝 e 抗体（＋），乙肝核心抗体（－）。

讨论： 乙型肝炎病毒"两对半"是如何检测的？

学前导语： 乙型肝炎是一种传染病，主要因感染乙型肝炎病毒引起。感染乙型肝炎病毒后，可无临床表现，病毒在体内潜伏，感染者成为隐性乙型肝炎病毒携带者，同时为该病毒的传染源。

【实验目的】

1. 理解酶联免疫吸附技术的实验原理。

2. 学会应用酶联免疫吸附技术对乙型肝炎病毒表面抗原进行测定的相关操作程序。

3. 能够对实验结果的意义进行准确的判定和分析。

【实验原理】

酶联免疫吸附实验（enzyme linked immunosorbent assay，ELISA）是免疫原理技术和酶促反应及酶标技术的联合应用。主要用于检测大分子抗原和抗体。ELISA 能够成功检测的关键在于酶结合物是酶与抗体在交联剂联合作用下的产物。因此，在 ELISA 检测中既发生抗原抗体特异性结合的免疫反应，也发生酶促反应。常用的酶有碱性磷酸酶、葡萄糖氧化酶、辣根过氧化物酶等。ELISA 按照非均相酶免疫测定可分为多种类型，常用的有直接法、间接法等。

本实验的原理为：首先将乙型肝炎病毒表面抗体（HBsAb）结合到某种固相载体表面，并保持其免疫学活性。其次形成酶结合物，即将乙型肝炎病毒表面抗体与某种酶结合形成酶标抗体，酶结合物既保留了抗体免疫活性，又保留了酶的活性。在检测时，如果待测标本中含有乙型肝炎病毒表面抗原（HBsAg），将会发生抗原抗体特异性结合，生成抗体 – 待测抗原 – 酶标抗体复合物。此复合物中酶遇到对应的底物，在适宜的条件下会发生酶促反应，即酶催化底物反应生成有色产物。待测抗原的量与有色产物呈正比，因此可根据颜色反应，即产物颜色深浅对检测结果进行定性分析，也可借助于光吸收率来计算抗原的量进行定量分析。

? 想一想4-9-1

如果应用酶联免疫吸附试验技术检测乙型肝炎病毒表面抗体，其原理如何？

答案解析

【实验材料】

1. 实验标本（样本）： 新鲜待检者血清。

2. 器材： 微量加样器。

3. 药品与试剂： 乙型肝炎病毒表面抗原检测试剂盒（双抗体夹心法），冷藏的试剂盒需恢复室温30 分钟后使用；蒸馏水。

4. 实验设备 恒温水浴箱、洗板机和酶标仪。

【实验方法】

1. 编号 将微孔条固定在支架上，并将各孔编号。先设定阳性对照孔、阴性对照孔、空白对照孔。剩下的孔为样本孔。

2. 加样 按照设定在相应的微孔加入对应的标本 50µl。

3. 加酶 向已经加入 50µl 对应标本的微孔中滴加酶标记抗体 1 滴，轻摇将每孔液体混匀。

4. 保温 将上述微孔反应板置 37℃ 水浴箱中 60 分钟。

5. 洗板 取出微孔板，弃去微孔中液体，反复洗涤每孔，将各孔中游离的酶标记抗体洗涤干净。

6. 显色 各孔加底物或显色剂 1 滴，混匀，37℃ 避光放置 15～20 分钟，观察各孔有无颜色变化。

7. 终止 每孔加入终止液 1 滴，充分混匀。

8. 判定结果

（1）目测法 观察各孔有无颜色变化。阳性对照孔显黄色，阴性对照孔无色，空白对照孔无色，在此基础上，其他样本孔黄色则判定为阳性，无色则判定为阴性。

（2）吸光度测定法 用酶标仪检测双波长 450/630nm 下各孔的 OD 值，并计算和判定结果。

根据临界值 = 阴性对照孔 OD 值×2.1，若样品 OD 值/临界值≥1，HBsAg 为阳性；若样品 OD 值/临界值 <1，HBsAg 为阴性。若检测结果异常，分析并总结操作不当之处。

【注意事项】

1. 试剂盒从冷藏环境中取出后要平衡至室温后方可开启使用，一般放置约30 分钟。

2. 加样时，防止微孔之间发生相互污染而影响结果的准确性。

3. 洗涤要充分，避免因此出现假阳性结果。

4. 实验前，检查仪器设备是否可正常运行使用。

【结果与分析】

1. 判定每份样本的结果。

2. 分析乙肝病毒表面抗原检测的意义。

🔧 练一练4-9-1

献血者的初步筛查指标是

A. HBsAg　　　B. HBsAb　　　C. HBeAg　　　D. HBeAb　　　E. HBcAg

答案解析

👁 看一看

乙肝感染

乙型肝炎病毒感染人体后，可有无症状乙肝病毒携带者、小三阳患者、大三阳患者等情况，其中小三阳和大三阳患者需要临床治疗。

实验项目二　分光光度技术测定血糖浓度 ⓔ 微课1

PPT

【实验目的】

1. 理解分光光度法测定血糖的实验原理。

2. 学会血糖浓度测定相关的基本操作技能。

3. 能够对实验结果的意义进行正确的判定和分析。

【实验原理】

本实验应用葡萄糖氧化酶法（GOD－PAP）测定血糖浓度。

其反应的过程如下：

$$葡萄糖 + 2H_2O + O_2 \xrightarrow{\text{葡萄糖氧化酶}} 葡萄糖酸 + 2H_2O_2$$

$$2H_2O_2 + 4-氨基安替吡啉 + 酚 \xrightarrow{\text{过氧化物酶}} 醌亚胺(红色) + 4H_2O$$

氧化生成的红色醌亚胺类化合物，在505nm处有最大吸收峰。生成物（醌亚胺）的量与葡萄糖的含量呈正比，根据二者之间的数学关系式可求得血清样品中葡萄糖的含量。

❓ 想一想4-9-2

葡萄糖氧化酶法测定血清中葡萄糖浓度对标本有何要求？

答案解析

【实验材料】

1. 实验标本（样本）： 新鲜待检者血清。

2. 器材：微量加样器、小试管、试管架。

3. 药品与试剂：葡萄糖浓度测定试剂盒（葡萄糖氧化酶法），冷藏的试剂盒需恢复室温 30 分钟后使用；蒸馏水。

4. 实验设备：恒温水浴箱、半自动生化分析仪。

【实验方法】

1. 检查仪器设备　水浴箱准备好，调至 37℃；半自动生化分析仪预热。

2. 配液　按照试剂盒说明书配置工作液，避光。

3. 标号　取 3 支干净干燥的小试管，标记空白管（1 号）、标准管（2 号）、样本管（3 号）。

4. 加样　按下表操作（ml），或参照试剂盒说明书。

加入物	空白管（1 号）	标准管（2 号）	样本管（3 号）
工作液	1.5	1.5	1.5
校准液	—	0.01	—
蒸馏水	0.01	—	—
血清	—	—	0.01

5. 保温　将上述各管中液体混匀，置 37℃ 水浴箱中 10 分钟。

6. 测定　取出试管，用半自动生化分析仪测定。先将半自动生化分析仪的项目参数设定好，参数设定参照试剂盒说明书。依次按照水空白、试剂空白、校准、样本的顺序吸取蒸馏水、空白管液体、标准管液体、样品管液体测定。

7. 读取结果　读取样品管浓度值，记录或打印结果，即为本实验血糖浓度结果。

【注意事项】

1. 试剂盒从冷藏环境中取出后要平衡至室温后方可开启使用，一般放置约 30 分钟。

2. 加样时，注意观察确保 10μl 液体加入工作液中，并将液体混匀。

3. 工作液及反应过程避光。

【结果与分析】

记录实验数据。本实验测定血糖浓度单位为 mmol/L。

练一练4-9-2

目前临床糖代谢测定项目不包括

A. 空腹血糖　　　B. 餐后血糖　　　C. 糖耐量实验　　　D. 尿糖　　　E. 白蛋白

答案解析

看一看

糖尿病

糖尿病是一组以糖代谢障碍为诱发因素、以人体微小血管病变为特征的代谢性慢病。糖尿病形成的前期，一般表现为血糖含量处于较高值状态，同时伴随"三多一少"即"多饮、多食、多尿、体重减少"等高血糖症的典型症状。

相关数据显示，中国目前糖尿病患者已超过 1.14 亿，成年人糖尿病患病率为 11.6%，每年因糖尿病死亡的人数达 100 万之多。

实验项目三 分光光度技术检测血清酶活力

PPT

【实验目的】

1. 理解谷氨酸氨基转移酶（ALT）活性测定的实验原理。
2. 学会谷氨酸氨基转移酶（ALT）活性测定相关的基本操作技能。
3. 能够对实验结果的意义进行正确的判定和分析。

【实验原理】

$$谷氨酸 + 丙酮酸 \overset{ALT}{\leftrightarrow} \alpha - 酮戊二酸 + 丙氨酸$$

$$丙氨酸 + NADH + H^+ \overset{LDH}{\leftrightarrow} 乳酸 + NAD^+ + H_2O$$

NADH 的氧化速率与标本中酶的活性呈正比关系，在 340nm 处 NADH 呈现特征性吸收峰，而 NAD$^+$ 则无吸收。根据 340nm 处吸光度下降的速率计算 ALT 的活性单位，本项目测定应用速率法，速率法也是目前测定酶活力常用的方法。

? 想一想4-9-3

血清谷丙转氨酶活性测定可反映哪些脏器功能？

答案解析

【实验材料】

1. **实验标本（样本）：** 新鲜待检者血清。
2. **器材：** 微量加样器、小试管、试管架。
3. **药品与试剂：** 谷氨酸氨基转移酶测定试剂盒，冷藏的试剂盒需恢复室温 30 分钟后使用；蒸馏水。
4. **实验设备：** 恒温水浴箱、半自动生化分析仪。

【实验方法】

1. **检查仪器设备** 水浴箱准备好，调至 37℃；半自动生化分析仪预热。
2. **配液** 按照试剂盒说明书配置工作液，避光。
3. **标号** 取 2 支干净干燥的小试管，标记空白管（1 号）、样本管（2 号）。
4. **加样** 按下表操作，或参照试剂盒说明书。

加入物	空白管（1 号）	样本管（2 号）
工作液	1.0ml	1.0ml
蒸馏水	0.1ml	—
血清	—	0.1ml

5. **保温** 将上述各管中液体混匀，置 37℃ 水浴箱中 1 分钟。
6. **测定** 取出试管，用半自动生化分析仪测定。先将半自动生化分析仪的项目参数设定好，参数设定参照试剂盒说明书。依次按照水空白、试剂空白、样本的顺序吸取蒸馏水、空白管液体、样品管

液体测定。

7. 读取结果　读取样品管浓度值，记录或打印结果，即为本实验结果。

【注意事项】

1. 试剂盒从冷藏环境中取出后要平衡至室温后方可开启使用，一般放置约 30 分钟。

2. 加样时，注意观察确保 100μl 液体加入工作液中，并将液体混匀。

3. 工作液及反应过程避光。

【结果与分析】

记录实验数据。本实验测定 ALT 活性单位为 U/L。

练一练4-9-3

转氨酶的辅酶是

A. 维生素 A
B. 维生素 B
C. 维生素 C
D. 维生素 D
E. 维生素 B_6 的活性形式

答案解析

看一看

谷氨酸氨基转移酶（ALT）

ALT 主要存在于肝脏、心脏和骨骼肌中。肝细胞或某些组织损伤或坏死，都会使血液中的 ALT 升高，临床上有很多疾病可引起转氨酶异常，必须加以鉴别。

PPT

实验项目四　亲和层析技术检测尿液中 HCG

【实验目的】

1. 理解亲和层析技术检测尿液中 HCG 的实验原理。

2. 学会亲和层析技术检测尿液中 HCG 的基本操作技能。

3. 能够对实验结果的意义进行正确的判定和分析。

【实验原理】

本实验应用亲和层析技术检测尿液中 HCG。

人绒毛膜促性腺激素（HCG）是由胎盘的滋养层细胞分泌的一种糖蛋白，它包含一条 α 链和一条高度特异的 β 链。当妊娠 1~2 周时，血清和尿液的 HCG 水平迅速升高，妊娠第 8 周达到高峰，至孕期第 4 个月开始降至中等水平，并保持到妊娠末期。

在试纸的下端纤维上预先包埋胶体金 α-HCG 抗体，检测区预包被 β-HCG 的单克隆抗体，质控区包被有抗 α-HCG 抗体的抗体。

检测时，当待测标本中含有一定量的 HCG 时，通过虹吸作用，标本中的 HCG 与试纸下端纤维膜上的胶体金 α-HCG 抗体结合，形成的 HCG-胶体金 α-HCG 抗体复合体及未结合的胶体金 α-HCG 抗体一同随液体沿着试纸上行，至检测区时，复合体与预包被 β-HCG 单克隆抗体结合并停留在此处，此处出现紫红色条带，过量的复合体及未结合的胶体金 α-HCG 抗体一同随液体沿着试纸继续上行，至质控区时，二者均可与抗 α-HCG 抗体的抗体结合，此处出现紫红色条带，即在试纸的检测区和质控区分别出现一条紫红色条带，此现象为阳性结果。若标本中不含有 HCG，则只在质控区出现一条紫红色条带，为阴性结果。只要质控区出现一条紫红色条带，即表明该试纸可靠，操作正确。

？想一想4-9-4

标本液面为何不能超过试纸下端高位标志线？

答案解析

【实验材料】

1. 实验标本（样本）：新鲜尿液。

2. 器材：干净的尿杯。

3. 药品与试剂：HCG 检测试纸。

【实验方法】

1. 准备好新鲜尿液标本。

2. 撕开铝箔袋，取出试纸，注意试纸在 1 小时内应尽快使用。

3. 将试纸条标有指示箭头的一端插入尿液中，液面不得超过试纸条箭头下端的标记线，10 秒钟后取出平放。

4. 等待 2~5 分钟直接观察色带条数，判定结果。

【注意事项】

1. 试纸为一次性使用，针对标本具有唯一性。

2. 试纸超过有效期后请勿使用。

3. 打开铝箔袋后，请勿将试纸条置于空气中过久，以免受潮，应保持试纸干燥。

👁 看一看

HCG 的临床意义

某些内分泌疾病、肿瘤（包括葡萄胎、绒癌、支气管癌、肾癌、子宫内膜增生）等患者，因尿中 HCG 含量较高，可能出现阳性结果。怀疑子宫异位、异常妊娠时，应结合其他方法进行诊断。

实验项目五　吸附层析技术提取胡萝卜素 📱 微课2

PPT

【实验目的】

1. 学习吸附层析法的实验原理，能够准确陈述吸附层析法的实验操作要点。

2. 熟悉吸附层析法分离胡萝卜素的实验操作。

3. 能够鉴别吸附层析法的实验结果，并能准确说明意义。

【实验原理】

吸附层析是最早建立的一种层析分离方法。当混合物各组分随流动相流经固定相时，在两相界面不断发生着吸附和解吸附过程，由于吸附剂对不同物质的吸附力不同，进而使各组分彼此分离。吸附包括物理吸附和化学吸附，常用活性炭、硅胶、氧化铝、聚苯乙烯、聚酰胺、羟基磷灰石等作吸附剂，用卤代烷、液态烷、有机酸、醇、酮、醚等作流动相。

柱层析是将固定相装于柱内，使样品沿一个方向移动，将混合样品中不同组分分离开的层析技术。柱层析操作时，先在圆柱管中填充不溶性基质，形成一个固定相，将样品填加到柱子上，再用特殊溶剂洗脱，溶剂组成流动相。在样品从柱子上洗脱下来的过程中，由于样品混合物中各组分在固定相和流动相中的分配系数不同，经反复多次分配后，达到使样品混合物中不同组分分离的目的。

石油醚、丙酮和乙醇等有机溶剂可将辣椒、胡萝卜及绿叶蔬菜中的胡萝卜素和其他一些植物色素提取出来，这些色素能够被氧化铝吸附。由于胡萝卜素与其他植物色素在化学结构上存在差异，它们被氧化铝吸附的强度以及在有机溶剂中的溶解度均不相同，因此将提取液利用氧化铝柱层析，再用石油醚等溶剂冲洗层析柱，可分离成不同色带。其中，胡萝卜素被吸附的程度最差，色素带在最前面，最先被洗脱下来。

✎ **练一练4-9-4**

下列关于吸附层析法分离物质的原理，叙述正确的是

A. 根据不同物质带电量不同进行分离

B. 不同物质与固定相的结合力不同

C. 根据不同物质分子大小不同进行分离

D. 不同物质有不同的吸附强度以及在有机溶剂中的溶解度不同

E. 根据物质重量不同进行分离

答案解析

❓ **想一想4-9-5**

胡萝卜素的生理功能都体现在哪些方面？

答案解析

【材料与器材】

1. 实验材料： 未霉变的干红辣椒皮。

2. 器材： 层析柱（1cm×16cm），分液漏斗（40～60ml），干燥试管，托盘天平，研钵，吸量管（1ml）。

3. 药品与试剂： 无水硫酸钠和氧化铝（120℃烘干2h），石油醚，1%丙酮石油醚（现用现配），95%乙醇。

【实验方法】

1. 色素提取

（1）称量　使用托盘天平准确称取干红辣椒皮2.0g。称取时要确保没有辣椒籽、辣椒梗和辣椒筋。

（2）研磨　用剪刀将称量好的干红辣椒皮尽量剪碎，放入研钵中，使用研磨棒充分研磨。研磨时首先要加入4.0ml的95%乙醇溶液，研磨至提取液呈现深红色后，再加入6.0ml的石油醚研磨3～5分钟。此时如果石油醚挥发过多，可再加入4.0ml左右的石油醚，提取液的颜色越深表明提取液中的胡萝卜素的含量越高。

2. 色素分离

（1）取出提取液　将研钵中的液体收集即为提取液。在取提取液时尽量减少干红辣椒皮中的研磨碎的残渣混入提取液，以免影响后面的色素分离，否则会出现无法将色素分离出的现象。且研磨时要保证按照相同方向研磨以免破坏色素。

（2）分离　将提取液置于 40~60ml 的分液漏斗中，用 20ml 蒸馏水洗涤数次，直至水层透明为止，以除去提取液中的乙醇。将红色的石油醚液自分液漏斗上口倒入干燥的试管中，加入少量的无水硫酸钠以除去水分，塞紧管口以免石油醚挥发。

3. 层析柱的制备　取 1cm×16cm 玻璃层析柱，在其底部放置少量棉花，然后倒入石油醚氧化铝混悬液，氧化铝即均匀沉积于玻璃柱内，柱高要达到 10cm 左右。在柱床上铺一张圆形滤纸片，将柱垂直夹在铁架台上备用。如果不能将氧化铝均匀的沉积于柱内，可使用玻璃棒引流快速倒入混悬液，也可用漏斗每次少量均匀倒入混悬液。

4. 层析

（1）上样　当层析柱中石油醚液面与柱床相切时，立即用吸量管吸取红色石油醚提取液 1.0ml，沿管壁加入层析柱上端。

（2）洗脱　待提取液完全流入层析柱时，立即用 1% 丙酮石油醚冲洗，使吸附在柱上的色素物质逐渐展开成为数条颜色不同的色带。

（3）收集　洗脱下来的色素可以用试管收集。

（4）干燥　可使用旋转蒸发仪对色素进行干燥，以除去石油醚和丙酮。

5. 操作后处理

（1）提取残渣不可倒入水池，需要放入专用垃圾袋中。

（2）层析柱中的氧化铝用玻璃棒轻轻取出，不可破坏层析柱。

（3）石油醚需要进行回收处理。

【注意事项】

1. 氧化铝使用前，需要先用高温处理以提高其吸附能力。

2. 分液漏斗在使用前需要将漏斗颈上的旋塞芯取出，涂上凡士林，但不可太多，以免阻塞流液孔。将分液漏斗插入塞槽内转动使油膜均匀透明，且转动自如。然后关闭旋塞，向漏斗内注水，检查旋塞处是否漏水，不漏水的分液漏斗方可使用。

3. 为了保证层析过程吸附效果好，避免色带出现弥散不清现象，因此，石油醚提取液中的乙醇必须洗净，需要使用蒸馏水反复冲洗，直至流出液体颜色与蒸馏水完全相同为止。

4. 展开溶媒中的丙酮可增加洗脱效果，但含量不可过高，否则会造成洗脱过快，从而使得色带分离不清。

5. 层析柱采用湿法填充，在填充时要确保装柱均匀。

【结果与分析】

仔细观察色素带的宽度、位置与颜色的深浅，根据以上观察对干红辣椒皮中的色素含量等情况进行分析说明。

实验项目六　自动生化分析技术测定血清总胆红素浓度

PPT

【实验目的】

1. 理解分光光度法测定血清总胆红素的实验原理。

2. 学会血清总胆红素浓度测定相关的基本操作技能。

3. 能够对实验结果的意义进行正确的判定和分析。

【实验原理】

$$对氨基苯磺酸 + HCl + NaNO_2 \rightarrow 氯化重氮苯磺酸 + NaCl$$

$$血清总胆素 + 氯化重氮苯磺酸 \xrightarrow{催速剂} 偶氮胆红素（紫红色）$$

偶氮胆红素在546nm处有最大吸收峰，颜色的深浅与胆红素的浓度成正比，通过比色法测定出血清总胆红素浓度。

据 $C_测/C_标 = A_测/A_标$，则 $C_测$ 总胆红素浓度 $= A_测/A_标 \times C_标$

？ 想一想4-9-6

答案解析

该实验测定血清中总胆红素浓度对标本有何要求？

【实验材料】

1. 实验标本（样本）：新鲜待检者血清。
2. 器材：微量加样器，小试管，试管架。
3. 药品与试剂：总胆红素浓度测定试剂盒，冷藏的试剂盒需恢复室温30分钟后使用；蒸馏水。
4. 实验设备：恒温水浴箱、半自动生化分析仪。

【实验方法】

1. **检查仪器设备** 水浴箱准备好，调至37℃；半自动生化分析仪预热。
2. **配液** 按照试剂盒说明书配置工作液，避光。
3. **标号** 取3支干净干燥的小试管，标记空白管（1号）、标准管（2号）、样本管（3号）。
4. **加样** 按下表操作，或参照试剂盒说明书

加入物	空白管（1号）	标准管（2号）	样本管（3号）
工作液	2.0ml	2.0ml	2.0ml
校准液	—	0.1ml	—
蒸馏水	0.1ml	—	—
血清	—	—	0.1ml

5. **保温** 将上述各管中液体混匀，置37℃水浴箱中10分钟。
6. **测定** 取出试管，用半自动生化分析仪测定。先将半自动生化分析仪的项目参数设定好，参数设定参照试剂盒说明书。依次按照水空白、试剂空白、校准、样本的顺序吸取蒸馏水、空白管液体、标准管液体、样品管液体测定。
7. **读取结果** 读取样品管浓度值，记录或打印结果，即为本实验血清总胆红素浓度结果。

【注意事项】

1. 试剂盒从冷藏环境中取出后要平衡至室温后方可开启使用，一般放置约30分钟。
2. 加样时，注意观察确保100μl液体加入工作液中，并将液体混匀。
3. 工作液及反应过程避光。

【结果与分析】

记录实验数据。本实验测定血清总胆红素浓度单位为μmol/L。

练一练4-9-5

下列化合物不是胆色素的是

A. 胆绿素　　B. 血红素　　C. 胆红素　　D. 胆素原　　E. 胆素

答案解析

看一看

黄疸类型的鉴别

临床上常通过血清胆红素测定及尿液中胆红素、尿胆原、血清酶的检测等项目来鉴别黄疸的类型。

护爱生命

胆色素是含铁卟啉化合物在体内分解代谢的产物,包括胆红素、胆绿素、胆素原和胆素等化合物。其中,除胆素原族化合物无色外,其余均有一定颜色,故统称胆色素。胆红素是胆汁中的主要色素,呈橙黄色,有毒性(可对大脑产生不可逆性的损害)和抗氧化性(可抑制亚油酸和磷脂的氧化),胆色素代谢以胆红素代谢为主。胆红素的生物转化作用主要发生在肝脏,肝脏功能正常对胆红素的代谢非常重要。

实验项目七　自动生化分析技术测定血清总蛋白浓度 微课3

PPT

【实验目的】

1. 理解分光光度法测定血清总蛋白浓度的实验原理。
2. 学会血清总蛋白浓度测定相关的基本操作技能。
3. 能够对实验结果的意义进行正确的判定和分析。

【实验原理】

蛋白质分子中的肽键在碱性条件下与二价铜离子(Cu^{2+})作用生成蓝紫色的化合物,对540nm波长的光有最大吸收峰。这种颜色反应强度在一定浓度范围内与蛋白质含量成正比,经与同样处理的蛋白标准液比较,即可求得待测样本中蛋白质浓度。

想一想4-9-7

血清总蛋白主要包括哪几种蛋白质?

答案解析

【实验材料】

1. 实验标本(样本): 新鲜待检者血清。

2. 器材: 微量加样器、小试管、试管架。

3. 药品与试剂: 总蛋白浓度测定试剂盒(双缩脲法),冷藏的试剂盒需恢复室温30分钟后使用;蒸馏水。

4. 实验设备 恒温水浴箱、半自动生化分析仪。

【实验方法】

1. 检查仪器设备 水浴箱准备好，调至 37℃；半自动生化分析仪预热。

2. 配液 按照试剂盒说明书配置工作液，避光。

3. 标号 取 3 支干净干燥的小试管，标记空白管（1 号）、标准管（2 号）、样本管（3 号）。

4. 加样 按下表操作，或参照试剂盒说明书。

加入物	空白管（1 号）	标准管（2 号）	样本管（3 号）
工作液	1000μl	1000μl	1000μl
校准液	—	12.5μl	—
蒸馏水	12.5μl	—	—
血清	—	—	12.5μl

5. 保温 将上述各管中液体混匀，置 37℃ 水浴箱中 10 分钟。

6. 测定 取出试管，用半自动生化分析仪测定。先将半自动生化分析仪的项目参数设定好，参数设定参照试剂盒说明书。依次按照水空白、试剂空白、校准、样本的顺序吸取蒸馏水、空白管液体、标准管液体、样品管液体测定。

7. 读取结果 读取样品管浓度值，记录或打印结果，即为本实验血清总蛋白浓度结果。

【注意事项】

1. 试剂盒从冷藏环境中取出后要平衡至室温后方可开启使用，一般放置约 30 分钟。
2. 加样时，注意观察确保 12.5μl 液体加入工作液中，并将液体混匀。
3. 工作液及反应过程避光。

【结果与分析】

记录实验数据。本实验测定总蛋白浓度单位为 g/L。

练一练4-9-6

血清总蛋白浓度测定目前临床选用的常规方法为

A. 酶速率　　B. 双缩脲比色法　　C. 凯氏定氮法　　D. 比浊法　　E. 盐析法

答案解析

看一看

血清总蛋白

临床上将血清总蛋白分为白蛋白和球蛋白，在机体中具有重要的生理功能，血清总蛋白的测定是临床生化检测的一个重要项目。

血清蛋白具有维持血浆正常胶体渗透压和 pH、运输多种代谢物、解除毒性、提高免疫力以及营养作用等多种功能。

血清总蛋白浓度测定不仅可以用于机体营养状态的监测，还可以用于疾病的诊断和鉴别诊断。目前，双缩脲法测定血清总蛋白含量是临床上非常常见的一种方法，精确度也是非常高的。

PPT

实验项目八 显色技术检测影响酶活性的因素

【实验目的】

1. 理解并准确说出温度、pH、激活剂和抑制剂等因素对酶活性的影响。
2. 学会影响酶活性因素实验的各项操作，做到动作熟练、准确无误。

【实验原理】

酶作为生物催化剂与一般催化剂一样呈现温度效应。酶促反应开始时，反应速度随温度升高而加快，达到最大反应速度时的温度称为某种酶的最适温度。由于绝大多数酶属于有活力的蛋白质，当达到最适温度后，再继续升高温度，将引起蛋白质变性，酶促反应速度会逐步下降，甚至完全停止。人体内酶的最适温度一般在37℃左右。

酶的催化活性与环境的pH也密切相关，通常各种酶只有在一定pH范围内才具有活性，酶活力最高时的pH称为酶的最适pH。高于或低于此pH时酶的活性将逐渐降低，甚至变性，唾液淀粉酶的最适pH约为6.8。

在酶促反应过程中，酶的活力常常受到某些物质的影响。其中，能够使酶活性增强的物质称为酶的激活剂，能使酶活性降低的物质称为酶的抑制剂。本实验以NaCl和$CuSO_4$对唾液淀粉酶活性的影响来观察其对酶的激活和抑制作用。

在适宜条件下，淀粉酶可使淀粉水解形成相对分子质量不等的过渡性产物，称为糊精，糊精再进一步水解最终形成麦芽糖。淀粉遇碘后，形成蓝色的复合物，糊精相对分子质量较大者遇碘形成蓝紫色，随着糊精进一步水解，遇碘会呈现橙红色，但麦芽糖遇碘不显色。因此，淀粉被唾液淀粉酶水解的程度可由水解混合物遇碘呈现的颜色来判断。唾液淀粉酶在不同温度、pH的反应条件下活性不同，其水解淀粉的程度也不同。此外，激活剂、抑制剂也影响淀粉酶的活性，进而影响淀粉的水解。因此，在不同温度、pH或添加激活剂、抑制剂的条件下，通过观察反应颜色变化来判断唾液淀粉酶的活性变化，进而探究温度、pH、激活剂和抑制剂对酶促反应的影响。

练一练4-9-7

不影响酶促反应速率的因素是

A. pH   B. 时间   C. 抑制剂   D. 激活剂   E. 温度

答案解析

想一想4-9-8

在激活剂和抑制剂对酶活力影响实验中NaCl和$CuSO_4$各起什么作用？本实验中加入Na_2SO_4的意义是什么？

答案解析

【材料与器材】

1. 实验材料：制备稀释的唾液，将痰液咳出，用清水漱口，清洗口腔。口中约含1ml蒸馏水，不断做咀嚼运动至口腔充满唾液，张嘴让唾液流入干净的小烧杯中，待用。

2. 器材：滴管、烧杯、记号笔、量筒、试管夹、试管、试管架、恒温水浴箱。

3. 药品与试剂

（1）试剂：1%淀粉溶液，pH 3.0 缓冲液、pH 6.8 缓冲液、pH 8.0 缓冲液，1% NaCl 溶液，1% $CuSO_4$ 溶液，1% Na_2SO_4 溶液，稀碘溶液。

（2）试剂配制

1%淀粉溶液：将 1g 可溶性淀粉加入 5ml 蒸馏水中，调成糊状，再缓慢加入 80ml 蒸馏水，在加热条件下不断搅拌直至充分溶解，冷却后加蒸馏水定容至 100ml。

pH3.0 缓冲液：取 0.2mol/L Na_2HPO_4 溶液 205ml、0.1mol/L 柠檬酸溶液 795ml，将二者混合即成。

pH6.8 缓冲液：取 0.2mol/L Na_2HPO_4 溶液 772ml、0.1mol/L 柠檬酸溶液 228ml，将二者混合即成。

pH8.0 缓冲液：取 0.2mol/L Na_2HPO_4 溶液 972ml、0.1mol/L 柠檬酸溶液 28ml，将二者混合即成。

1% NaCl 溶液：取 1g NaCl 用蒸馏水溶解后并定容至 100ml。

1% $CuSO_4$ 溶液：取 15.625g $CuSO_4 \cdot 5H_2O$ 溶于 1000ml 蒸馏水中。

1% Na_2SO_4 溶液：取 1g Na_2SO_4 溶解后用蒸馏水定容至 100ml。

稀碘溶液：取 2g 碘和 4g 碘化钾，溶于 1000ml 蒸馏水中，置于棕色瓶储存。

【实验方法】

1. 温度对酶活性的影响

（1）取试管 3 支，编号，按下表加入试剂。

管 号	1 号	2 号	3 号
1%淀粉溶液	5	5	5
pH 6.8 缓冲液	15	15	15

（2）取样后将试管摇匀，1 号管放入恒温水浴箱，保持温度为 37℃，2 号管放入沸水浴中，3 号管放入冰浴中。

（3）各管在各自条件下放置 5 分钟之后，分别加入 5 滴稀释唾液，再放回原处。

（4）在各自环境条件下放置 10 分钟后取出，分别向各管加入数滴稀碘溶液。

（5）观察 3 支管的颜色变化及区别，说明温度对酶促反应的影响。

2. pH 值对酶活性的影响

（1）取试管 3 支，编号，按下表加入试剂。

管 号	1 号	2 号	3 号
1%淀粉溶液（滴）	5	5	5
pH 3.0 缓冲液（滴）	15	–	–
pH 6.8 缓冲液（滴）	–	15	–
pH 8.0 缓冲液（滴）	–	–	15
稀释唾液（滴）	5	5	5

（2）3 支试管分别摇匀，放入 37℃的恒温水浴箱保温 10min。

（3）取出各管，分别加入数滴稀碘溶液。

（4）观察 3 支管的颜色变化及区别，说明 pH 对酶促反应的影响。

3. 激活剂、抑制剂对酶活性的影响

（1）取试管 4 支，编号，按下表加入试剂（单位：滴）。

管 号	1 号	2 号	3 号	4 号
1% 淀粉溶液	5	5	5	5
pH 6.8 缓冲液	15	15	15	15
蒸馏水	10	—	—	—
1% NaCl 溶液	—	10	—	—
1% CuSO₄ 溶液	—	—	10	—
1% Na₂SO₄ 溶液	—	—	—	10
稀释唾液	5	5	5	5

（2）将 4 支试管分别摇匀，放入 37℃ 的恒温水浴箱保温 10 分钟。

（3）取出各管，分别加入 1 滴稀碘溶液。

（4）观察 4 支试管的颜色变化及区别，说明激活剂与抑制剂对酶促反应的影响。

【注意事项】

1. 唾液中淀粉酶活性的大小会影响反应颜色变化，建议事先确定唾液的稀释倍数。

2. 各实验中相对应的试管反应时间要一致，以免影响反应颜色。

3. 实验中试管必须保持干净，避免污染影响反应结果。

【结果与分析】

由于温度、pH、激活剂和抑制剂对酶促反应的影响不同，对应的溶液也会有不同的颜色变化。仔细观察并认真记录颜色变化。

实验项目九　离心技术提取酵母核蛋白和 RNA

PPT

【实验目的】

1. 理解离心技术提取酵母核蛋白和 RNA 的实验原理。

2. 学会离心技术提取酵母核蛋白和 RNA 的基本操作技能。

3. 能够对实验结果的意义进行正确的判定和分析。

【实验原理】

酵母细胞含蛋白质和核酸比较丰富。用稀碱液处理酵母使其细胞裂解，经离心收集上清液，可获得酵母核蛋白抽提液。用盐酸调节抽提液 pH 至 3.0（核蛋白的等电点），核蛋白溶解度下降大量析出，离心收集沉淀物即为酵母核蛋白粗制品。

酵母核蛋白是一种结合蛋白质，是蛋白质与核酸的复合物。酵母核酸 RNA 较多，DNA 较少。将酵母核蛋白中的蛋白质与核酸分离并除去蛋白质和 DNA，就可得到较纯的 RNA 制品：将核蛋白制品溶于含有 SDS 的缓冲液中，加等体积的水饱和酚，剧烈振荡后离心，溶液分成两层。上层为水相，含有 RNA；下层为酚相，变性蛋白及 DNA 存在于酚相及两相界面处。吸出水相并加乙醇即可沉淀出酵母 RNA。若用氯仿 – 异戊醇进一步处理 RNA 制品，可获得纯度更高的 RNA。

? 想一想4-9-9

等电点沉淀核蛋白的原理是什么？

答案解析

【实验材料】

1. 器材：pH 精密试纸，微量加样器，量筒（50ml），Eppendorf 管（1.5ml），烧杯（50ml、100ml）。

2. 药品与试剂：0.2% NaOH 溶液，6mol/L HCl 溶液，95% 乙醇，SDS - 缓冲液（0.3% SDS、0.1mol/L NaCl、0.05mol/L 乙酸钠，用乙酸调到 pH5.0），饱和酚液，氯仿 - 异戊醇液（24：1）（V/V），含 2% 乙酸钾的 95% 乙醇溶液，无水乙醇，干酵母粉。

3. 实验设备：恒温水浴箱，离心机，托盘天平。

【实验方法】

1. 酵母核蛋白的提取　称取干酵母粉 2.5g，倒入 100ml 的烧杯中。加入 40ml 0.2% NaOH 溶液，在 20～40℃ 水浴中搅拌 30～60 分钟后，4000r/min 离心 10 分钟，取上清液于 50ml 的烧杯中，并置于放有冰块的 250ml 烧杯中冷却，待冷至 10℃ 以下时，用 6mol/L HCl 小心地调节溶液的 pH 至 3.0 左右。随着 pH 下降，溶液中白色沉淀逐渐增加，到等电点时沉淀最多（注意严格控制 pH）。pH 调好后继续于冰水中静置 10 分钟，使沉淀充分，颗粒变大。将此悬浮液以 3000r/min 离心 20 分钟，倒掉上层清液。沉淀物就是酵母核蛋白粗品。

2. 苯酚法提取酵母 RNA　取上述核蛋白研碎，加 10ml SDS - 缓冲液调成匀浆，吸入各 Eppendorf 管（略少于管容积的一半），室温静置 10 分钟，再加等体积的饱和酚液，室温下剧烈振荡 5 分钟后置冰浴中分层，4000r/min 离心 10 分钟，吸出上层清液，转入新的 Eppendorf 管，加 2 倍体积 95% 乙醇（含 2% 乙酸钾），在冰浴中放置 30 分钟，使 RNA 沉淀。再以 10000r/min 离心 5 分钟，弃上清液，沉淀用少许无水乙醇和乙醚各洗一次，迅速离心各 1 分钟，保留沉淀。

3. 结果处理

（1）计算核蛋白提取率

$$核蛋白提取率（\%）=\frac{核蛋白重量（g）}{酵母重量（g）}×100$$

（2）RNA 含量测定　将干燥后的 RNA 产品配制成浓度为 10～50μg/ml 的溶液，在 751 型分光光度计上测定 260nm 处的吸光度，按下式计算 RNA 含量

$$RNA 含量（\%）=\frac{A_{260}}{0.024×L}×\frac{RNA 溶液总体积（ml）}{RNA 称取量（μg）}×100$$

式中，A_{260} 为 260nm 处的吸光度；L 为比色杯光径（cm）；0.024 为 1ml 溶液含 1μgRNA 的吸光度。

（3）计算 RNA 提取率

$$RNA 提取率（\%）=\frac{RNA 含量（\%）×RNA 制品重（g）}{酵母量（g）}×100$$

【注意事项】

1. 利用等电点控制核蛋白析出时，应严格控制 pH。

2. 用苯酚法制备 RNA 过程中，用乙醇沉淀得到的 RNA 中，除 RNA 外还含有部分多糖。本实验用 2% 乙酸钾去溶解非解离的多糖以达到纯化 RNA 的目的。

练一练4-9-8

蛋白质与核酸的紫外吸收波长分别为

A. 340nm 和 460nm　　　　　B. 280nm 和 460nm　　　　　C. 340nm 和 260nm

D. 340nm 和 280nm　　　　　E. 280nm 和 260nm

答案解析

痛风

痛风是由单钠尿酸盐晶体诱发的炎症性疾病，长期嘌呤代谢活跃、嘌呤摄入过多或尿酸排泄障碍，均可导致高尿酸血症。长期高尿酸血症可引起关节及周围软组织尿酸盐晶体沉积，进而出现反复发作的急性关节和软组织炎症、痛风石沉积、慢性关节炎和关节损坏。高尿酸血症亦可累及肾脏，引起慢性间质性肾炎和尿酸盐结石形成。痛风患者早期积极降尿酸治疗，可延缓或阻止脏器损害。

实验项目十　干化学分析技术检测尿液成分

PPT

【实验目的】

1. 理解干化学分析技术检测尿液成分的实验原理。
2. 学会干化学分析技术检测尿液成分的基本操作技能。
3. 能够正确指导受试者采集尿液，能够对实验结果的意义进行正确的判定和分析。

【实验原理】

本实验应用干化学实验技术，以尿液分析仪试剂带检测尿液中一些成分。

试带以滤纸为载体，将各种试剂成分浸渍后干燥，作为试剂层，再在表面覆盖一层纤维膜，作为反射层。试带浸入尿液后与试剂发生反应，产生颜色变化。

多联试带是将多种检测项目的试剂块，按一定间隔、顺序固定在同一条试带上。不同型号的尿液分析仪使用其配套的专用试带，且测试项目试剂块的排列顺序是不相同的。通常情况下，试带上的试剂块要比测试项目多一个空白块，有的甚至多参考块又称固定块。空白块的目的是为了消除尿液本身的颜色在试剂块上分布不均等所产生的测试误差，以提高测试准确性；固定块的目的是在测试过程中，使每次测定试剂块的位置准确，减低由此而引起的误差。

尿液中相应的化学成分使尿多联试带上各种含特殊试剂的模块发生颜色变化，颜色深浅与尿液中相应物质的浓度成正比，将多联试带置于尿液分析仪比色进样槽，各模块依次受到仪器光源照射并产生不同的反射光，仪器接收不同强度的光信号后将其转换为相应的电讯号，再经微处理器由公式计算出各测试项目的反射率，然后与标准曲线比较后校正为测定值，最后以定性或半定量方式自动打印出结果。

目前常用的多联尿液分析仪试带可检测的项目为 pH、尿蛋白、尿潜血、葡萄糖、尿酮体、尿胆红素、尿胆原、亚硝酸盐、白细胞、尿比重、维生素 C 等（表 4 - 1）。

表 4 - 1　常用尿试带各项目的检测原理及参考结果

项目	检测原理	参考结果
pH	酸碱指示剂法	随机尿：pH 4.5 ~ 8.0
蛋白质	pH 指示剂蛋白质误差法	阴性
葡萄糖	葡萄糖氧化酶法	阴性
胆红素	偶氮反应法	阴性
尿胆原	重氮反应法	阴性或弱阳性
酮体	亚硝基铁氰化钠法	阴性
亚硝酸盐	亚硝酸盐还原法	阴性

续表

项目	检测原理	参考结果
隐血或红细胞	血红蛋白亚铁血红素类过氧化物酶法	阴性
白细胞	酯酶法	阴性

？ 想一想4-9-10

答案解析

尿液与血液有哪些区别与联系？

【实验材料】

1. 实验标本（样本）：新鲜待检者中段尿液。

2. 器材：一次性尿杯、试管。

3. 药品与试剂：多联尿液分析仪试带。

4. 实验设备：半自动尿液分析仪。

【实验方法】

1. 检查仪器设备　仪器设备正常，半自动尿液分析仪预热。

2. 准备待测标本　用一次性尿杯接取待测者中段尿样。

3. 反应　将尿样倒入干净干燥试管中，将多联试带浸没尿样中，所有试剂块应浸没于尿样中，按照试带使用说明反应一定时间，取出试带。

4. 检测　将上述取出的试带置于半自动尿液分析仪检测槽，操作仪器，进行扫描检测。

5. 读取结果　记录或打印结果。

【注意事项】

1. 使用前，保持试剂带干燥。

2. 试剂带上的试剂块都要浸没于尿样中。

3. 留取中段尿样。

【结果与分析】

记录实验数据。

✎ 练一练4-9-9

答案解析

应用半自动尿液分析仪进行尿液成分检测（尿常规），不符合标本要求的是

A. 随机尿液　　　　　B. 中段尿液　　　　　C. 保存 5 小时的尿液

D. 女性避开月经期　　E. 检查前避免剧烈运动

👁 看一看

尿常规检查

尿常规是临床上三大常规检验中的一项。尿液可以反映机体的代谢状况，是很多疾病诊断的重要指标，不少肾脏病变早期就可以出现蛋白尿或者尿沉渣中出现有形成分。尿常规异常是肾脏或尿路疾病的征兆。

PPT

实验项目十一 离子交换层析技术分离血清蛋白质

【实验目的】

1. 掌握离子交换层析技术的原理，学会分离血清蛋白质的操作技术。
2. 能够熟知离子交换层析法分离血清蛋白质所得各组分名称。

【实验原理】

离子交换层析（ion exchange chromatography，IEC）是以离子交换剂为固定相，选择特定的离子溶液为流动相，利用各种离子（或离子化合物）与离子交换剂亲和力的差异进行分离纯化的层析方式。

根据离子交换剂表面所带电荷的不同可分为阳离子交换剂和阴离子交换剂。阳离子交换剂交换基团带负电荷，能结合阳离子；阴离子交换剂交换基团带正电荷，可结合阴离子。依据带电基团解离程度变化的不同，离子交换剂又可分为强酸、强碱型和弱酸、弱碱型两类。本实验选用的是弱碱性阴离子交换剂 DEAE－纤维素（二乙氨乙基纤维素作为离子交换剂），它的交换基团为：

$$— O — CH_2 — CH_2 — H^+N \begin{matrix} C_2H_5 \\ C_2H_5 \end{matrix}$$

在本实验条件（pH＝8.0）下，DEAE－纤维素结合带有负电荷的蛋白质，蛋白质带电荷量越多与离子交换剂（DEAE－纤维素）结合力越强。由于蛋白质具有等电点，在不同的 pH 条件下，蛋白质的带电情况会有所不同。在 pH ＞7 时，血清中各种蛋白质所带负电荷量由多到少依次为：清蛋白、α－球蛋白、β－球蛋白、γ－球蛋白。通过降低洗脱液 pH 值、提高离子强度等措施，吸附在纤维素上的各种蛋白质就会逐步被洗脱下来。带电荷量少、亲和力小的蛋白质先被洗脱下来，带电荷量多、亲和力大的后被洗脱下来。因此，待分离蛋白质洗脱顺序为 γ－球蛋白、β－球蛋白、α－球蛋白、清蛋白。

练一练4-9-10

在 pH ＞7 时，血清中各种蛋白质所带负电荷量由多到少依次为

A. γ－球蛋白、清蛋白、α－球蛋白、β－球蛋白
B. α－球蛋白、清蛋白、β－球蛋白、γ－球蛋白
C. 清蛋白、α－球蛋白、β－球蛋白、γ－球蛋白
D. γ－球蛋白、β－球蛋白、α－球蛋白、清蛋白
E. α－球蛋白、β－球蛋白、清蛋白、γ－球蛋白

答案解析

👁 看一看

白蛋白（清蛋白）

白蛋白（Alb）作为血浆中含量最多的蛋白质，具有广泛的生理功能，主要体现在以下几方面。① 维持血浆胶体渗透压：由于 Alb 数量多、分子量小，因此能够最有效地维持血浆胶体渗透压。②营养作用：Alb 可被组织细胞内吞摄取，其分解产物氨基酸可用于组织修补、提供营养或合成蛋白质。③维持血液酸碱平衡：血浆 Alb 与其盐组成的缓冲对具有较强的缓冲酸碱的能力。④运输和解毒作用：清蛋白分子中带有较多的极性基团，这些基团能够与某些金属离子和化合物有高度的亲和力，很多水溶性差的物质如胆汁酸盐、胆红素、长链脂肪酸、类固醇激素、前列腺素、某些金属离子（如 Cu^{2+}、Ca^{2+}、

Ni^{2+}）、某些药物（如阿司匹林、青霉素）等都可以与清蛋白进行不同程度地可逆结合，从而有效地将这些物质运送到各自的靶细胞。此外，Alb 也能结合某些有毒物质并将其运送至解毒器官，代谢后排出体外，从而起到解毒作用。

? **想一想4-9-11**

血清总蛋白测定具有怎样的临床意义？

答案解析

【材料与器材】

1. 实验材料：新鲜样品血清，将新鲜血液用离心机分离得到，备用。

2. 器材：天平、烧杯、100ml 量筒、吸量管、梯度混合器、玻璃层析柱（20ml）、核酸蛋白检测仪、记录仪、部分收集器、酸度计（或 pH 试纸）等。

3. 药品与试剂：DEAE – 纤维素，0.5mol/L HCl，0.5mol/L NaOH，0.01mol/L Na_2HPO_4，0.5mol/L NaH_2PO_4。

【实验方法】

1. DEAE – 纤维素的处理

（1）酸溶解处理　称取约2.5g 的 DEAE – 纤维素，轻撒在盛有 40ml 0.5 mol/L HCl 溶液的 100ml 量筒的液面上，轻轻振摇，使纤维素缓慢下沉，浸泡 30 分钟。

（2）定容　向量筒中加入蒸馏水至 100ml，用玻璃棒搅拌。

（3）洗涤　静置 10 分钟后，倒去上清液，重复加水，静置后再倾去上清液，反复 2~3 次，直至上清液中不含微细混悬物。

（4）调 pH 值　将溶液倒入铺有尼龙滤布的漏斗中，用蒸馏水不断冲洗，同时用 pH 试纸检测流出液，直到流出液的 pH ≥4。

（5）碱处理　将上述处理的纤维素放入 250ml 的烧杯中，加入 0.5mol/L NaOH 40ml，浸泡 30 分钟，加蒸馏水至 100ml。

（6）再调 pH 值　搅拌混匀后倒入铺有尼龙细布的漏斗中，用蒸馏水充分洗涤，直到流出液的 pH 值不大于 8。

（7）用 Na_2HPO_4 处理至 pH = 8　用碱处理过的上述纤维素置于 250ml 的烧杯中，加 100ml 0.01mol/L Na_2HPO_4 搅拌，放置 5 分钟，倒去上清液，再加 0.01mol/L Na_2HPO_4 100ml，反复多次，直到 pH 值为 8。

2. 装柱

（1）塞棉花　在玻璃层析柱底部塞入少量棉花。

（2）固定层析柱　将层析柱垂直固定好，用螺旋夹将下端的出水管夹紧。

（3）装柱　将处理好的纤维素混悬液倒入管内，再放松螺旋夹使液体流出，直至纤维素全部加入柱中。装柱过程中要注意装填均匀，每次加的纤维素之间不要分层，中间不要含有气泡。

（4）夹紧下端　当液面接近柱床时将螺旋夹夹紧。

（5）加滤纸片　最后可在柱床上端放入一个圆形滤纸片。

3. 加样

（1）加血清 用吸量管取0.5ml血清，小心缓慢地加在层析柱内接近纤维素的柱床上，打开螺旋夹，使液体缓慢流出（流速为5～10滴/分）。

（2）加入Na_2HPO_4 当全部血清进入柱床后，立到用滴管加入0.5ml 0.01mol/L Na_2HPO_4。

（3）连接核酸蛋白检测仪 当液面接近柱床时，夹紧螺旋夹，将层析柱下面的橡皮管接到核酸蛋白检测仪的进样口。

（4）连接收集器 核酸蛋白检测仪的出样口接部分收集器。

（5）选择波长 核酸蛋白检测仪调至280nm波长。

4. 洗脱及检测

（1）准备洗脱液 关闭梯度混合器的混合阀门和输出阀门，在输出口的一端杯内加入200ml的0.01 mol/L Na_2HPO_4，在另一端杯内加入200ml的0.5mol/L NaH_2PO_4。

（2）连接设备 将梯度混合器放置于高出层析柱30～50cm处，连接梯度混合器和层析柱，接通电源，调节搅拌混合速度，打开输出阀门、混合阀门及层析柱下端的螺旋夹。

（3）调节流速 调节层析洗脱液的流速，使流速为5～7滴/分。

（4）收集洗脱液 收集对应的洗脱液，得到分离蛋白质溶液。

【注意事项】

1. 装柱时，纤维素悬浮液最好连续，以保证柱床不分层，柱中无气泡，柱面平整。

2. 加样品，不要破坏柱床上的纤维素。

3. 洗脱时，梯度混合器要比层析柱高出30～50cm。

4. 洗脱时，液体流出速度控制在5～7滴/分，避免过快。

【结果与分析】

通过核酸蛋白检测仪和记录仪绘出分离曲线峰值，找到对应收集管，即得到分离蛋白质溶液。

💗 **护爱生命**

生物化学与医学各学科密切相关、相互促进。目前，医学研究已深入到分子水平，代谢性疾病、心脑血管疾病、免疫性疾病、恶性肿瘤、神经系统疾病等通过在分子水平上的研究，促使人们对一些重大疑难疾病的本质有了新的认识，在疾病的发生、发展、预防、诊断和治疗等方面取得了许多重要成果。疾病相关基因克隆、蛋白质芯片、基因芯片和PCR技术等在临床诊断中的应用，基因治疗、多肽类药物等方面的深入研究，无不与生物化学密切相关。

随着医学的不断发展，生物化学理论与技术将会越来越广泛地应用于疾病的预防、诊断和治疗，在分子水平上研究疾病的发生发展、发病机制，已经成为现代医学研究的共同目标。

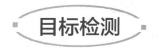

答案解析

1. 酶联免疫吸附试验技术检测血清中乙肝病毒表面抗原项目中，发生酶促反应的步骤是

A. 编号   B. 加酶   C. 洗涤

D. 显色   E. 终止

2. 可用双抗体夹心法检测的是血清中

A. 乙肝病毒表面抗原   B. 乙肝病毒表面抗体

C. 乙肝病毒核心抗体　　　　　　　　　　D. 乙肝病毒 e 抗体

E. 甲肝抗体

3. 正常生理情况下，体内血糖最主要的来源是

　　A. 肌糖原　　　　　　B. 食物　　　　　　C. 有氧氧化

　　D. 肝糖原　　　　　　E. 糖异生

4. 不是酶的特点的是

　　A. 高度的催化效率　　　　　　　　　　B. 高度的专一性

　　C. 不稳定性　　　　　　　　　　　　　D. 可调节性

　　E. 都能增大化学反应的平衡常数，加速反应的进行

5. ALT 活性最高的组织是

　　A. 大脑　　　　　　　B. 胰腺　　　　　　C. 肾脏

　　D. 肝脏　　　　　　　E. 胃

6. 下列可判定为尿液 HCG 检测阳性结果的是

　　A. 呈现一条色带　　　B. 呈现三条色带　　C. 无色带出现

　　D. 呈现二条色带　　　E. 呈现四条色带

7. 下面样本作为妊娠试验更可靠些的是

　　A. 3h 尿　　　　　　　B. 随机尿　　　　　　C. 晨尿

　　D. 餐后尿　　　　　　E. 24h 尿

8. 吸附层析技术提取胡萝卜素实验中最先被洗脱的色素是

　　A. 胡萝卜素　　　　　B. 番茄红素　　　　　C. 辣椒红素

　　D. 叶绿素　　　　　　E. 以上都不是

9. 吸附层析技术提取胡萝卜素实验中灌柱的物质是

　　A. 铜　　　　　　　　B. 阳离子树脂　　　　C. 阴离子树脂

　　D. 氧化铝　　　　　　E. 硅胶

10. 正常人血液中含量较多的胆红素是

　　A. 间接胆红素　　　　B. 直接胆红素　　　　C. 尿胆素原

　　D. 尿胆素　　　　　　E. 粪胆素

11. 结合胆红素是

　　A. Y 蛋白与胆红素结合　　　　　　　　B. Z 蛋白与胆红素结合

　　C. Y、Z 蛋白与胆红素结合　　　　　　D. 胆红素与葡萄糖醛酸结合

　　E. 清蛋白与胆红素结合

12. 关于血清总蛋白、白蛋白和球蛋白的叙述，正确的是

　　A. 血清总蛋白为白蛋白和球蛋白之和

　　B. 白蛋白为急性时相蛋白，在维持血浆胶体渗透压体内运输营养方面均起着非常重要的作用

　　C. 球蛋白是多种蛋白质的混合物，增高主要以 β - 球蛋白增高为主

　　D. 白球比值大于 1，提示有慢性肝炎、肝硬化、肝实质性损害、肾病综合征等病变

　　E. 正常人 A/G 比值的正常范围在 1 : 1.5 ~ 1 : 2.5 之间

13. 属于血清总蛋白生理性波动的是

　　A. 蛋白质分解过度　　　　　　　　　　B. 血浆蛋白质合成增加

　　C. 蛋白摄入不足　　　　　　　　　　　D. 新生儿和老年人总蛋白较低

E. 蛋白质丢失

14. 淀粉在唾液淀粉酶的作用下水解的最终产物是

    A. 麦芽糖   B. 葡萄糖   C. 蔗糖

    D. 糊精   E. 以上都不是

15. 为了防止酶失活，最好将酶制剂存放于

    A. 最适温度   B. 80℃以上   C. 室温曝光

    D. 室温避光   E. 0℃避光

16. 关于变性蛋白质的特征，表述有误的是

    A. 溶解度降低   B. 黏度增加   C. 生物活性未丧失

    D. 易为蛋白酶所水解   E. 分子结构松散

17. 组成核酸的基本结构单位是

    A. DNA   B. RNA   C. 核苷酸

    D. 多核苷酸   E. DNA 和 RNA

18. 正常情况下，能被肾脏几乎全部重吸收的物质是

    A. 尿素   B. 肌酐   C. 尿酸

    D. 镁   E. 葡萄糖

19. DEAE - 纤维素离子交换层析法可用于分离纯化蛋白质，主要是由于

    A. 蛋白质的溶解度不同

    B. 蛋白质分子能与其对应的配体进行特异性结合

    C. 蛋白质所带电荷不同

    D. 蛋白质与层析介质吸附力不同

    E. 以上都不是

（张淑芳 刘宏群）

书网融合……

  重点回顾   微课1   微课2   微课3   习题

第五章 实验设计

实验设计是根据立题而提出实验方法和实验步骤，它是研究者根据研究目的、专业知识及统计学知识而制定的研究计划和具体的实施方案，在立题的基础上确定实验材料和对象、实验的例数和分组、实验的处理因素、技术路线和观察指标、数据的收集以及处理方法等。实验设计是实验过程的依据，是实验研究能获得预期结果的重要保证。通过实验设计，使干扰因素得到有效控制，实验作用能够准确地显示出来，最大限度地减少实验误差，使实验达到高效、快速和经济的目的。

第一节 实验设计的基本原则

为了实现实验设计的科学性，避免和减少实验误差，取得正确的实验结论，必须遵循实验设计的三个原则，即对照原则、随机原则、重复原则。

一、对照原则

所谓对照就是设立参照物。设置对照是为了使观察指标通过对比发现其特异变化。通常实验应当有实验组和对照组，按统计学要求二者除处理因素不同外，其他非处理因素应当完全相同，其意义在于鉴别处理与非处理因素之间的差异、了解处理因素带来的特殊效应，消除和减少实验误差。对照有多种形式，可根据实验研究的目的和要求不同加以选择。

1. 空白对照 也称正常对照，对照组不加任何处理。如观察某利尿药的作用时，实验组动物给予利尿药，对照组动物不给予利尿药或给予安慰药。

2. 自身对照 对照与实验在同一受试动物上进行或用同体实验前资料作为对照。例如用药前、后的对比，先用 A 药后用 B 药的对比，均为自身对照。

3. 相互对照 又称组间对照。不专门设立对照组，而是几个实验组、几种处理方法之间互为对照。例如用几种药物治疗同一疾病，对比这几种药物的效果。

4. 标准对照 是指不设立对照组，实验结果与标准值或正常值进行对比，根据偏离正常值的范围做出判断。

5. 历史对照 用历史文献资料或以往的研究结果作为对照。此对照方法常用于一些难治性疾病。

二、随机原则

随机原则指实验对象的实验顺序和分组进行随机处理。分配于各实验组的实验对象是从实验对象的总体中任意抽取的，分组的结果不受人为因素影响，机会均等；同时，处理因素施加的顺序也是均等的。通过随机化的处理，使抽取的样本能够代表总体，减少抽样误差；使各组样本的条件尽量一致，消除或减少组间人为的误差，从而使处理因素产生的效应更加客观，便于得出正确的实验结果。随机化的方法很多，如抽签法、随机数字表法、随机化分组法等。

三、重复原则

重复是指各处理组及对照组例数（或实验次数）要有一定的数量。若样本量过少，所得的结果不够稳定，其结论的可靠性也差。若样本过多，不仅增加工作难度，而且造成不必要的人力、财力和物力的浪费。为此，应该在保证实验结果具有一定可靠性的条件下，确定最少的样本例数，以节约人力和经费。

第二节　实验设计的基本程序

实验设计的基本程序要经过立题、设计、实验、收集实验资料、整理分析实验资料和撰写论文等阶段。

1. 立题　立题即选题。确定所要研究的课题，是实验设计的前提，决定研究方向和总体内容，立题正确与否决定着实验的成败。故立题时一定要注意立题的基本原则和要求，即课题要有科学性、创造性、可行性和实用性，特别是创造性和可行性的辩证统一。

2. 设计　设计实验方法和实验步骤，包括实验材料和对象、实验的例数和分组、技术路线和观察指标，数据的收集和处理方法等。

3. 实验　实验分为预实验和正式实验。预实验是指对立题进行初步实验。通过预实验以熟悉实验技术，确定正式实验的各项条件，如确定正式实验动物的种类和例数，改进实验方法和指标，调整处理因素的强度，或确定用药剂量等，然后再正式进行实验。实验中须准确操作，认真观察，精准记录实验结果，记录可通过文字、数字、表格、图形、照片、录像、影片等方式。

4. 资料整理、分析和报告撰写　实验结束后，及时整理实验资料，统计实验数据，分析实验结果，作出符合实际的科学结论，并写出实验报告。在分析和判断实验结果时，绝不能掺杂研究者的偏见或者将实验数据资料任意取舍。如果在实验中出现非预期结果，应分析其可能的原因。

第三节　实验设计的基本要素

医学实验研究，无论是以动物还是以人为实验对象，都包括最基本的三大要素，即处理因素、实验对象与观察指标。

一、处理因素

处理因素是指实验中根据研究目的确定的由实验者施加给受试对象的因素，如药物、某种手术、某种护理等。一次实验涉及的处理因素要适中，过多可能会使分组增多，受试对象的例数增多，实验过程难以制；过少又难以提高实验的广度和深度。在实验设计时还须明确非处理因素。非处理因素虽然不是我们的研究因素，但其中有些可能会影响实验结果，产生混杂效应。如用两种降压药治疗高血压患者，非处理因素可能有年龄、性别等。若实验组年龄、性别构成不同，则可能影响降压药疗效，干扰实验结果的准确性。

二、实验对象

由于实验对象对实验结果会产生极大的影响，选择实验对象应十分慎重。机能学实验的受试对象包括人和动物，主要的实验对象是动物。选择动物的条件如下。

1. 必须选用健康动物。动物的健康状态可以从动物的活动情况及外观加以判断。如狗、兔等动物有病时，常表现为精神萎靡不振、行动迟缓，毛蓬乱且无光泽，流鼻水，眼有分泌物，身上臭腥气味浓重，肛门及外生殖器有稀便、分泌物等。

2. 动物的种属及其生理、生化特点须符合所需复制的模型。例如鸡、犬不适合做发热模型，家兔则适合；豚鼠的耳蜗较发达，常用于引导耳蜗微音器电位；呈一束的减压神经仅见于家兔，多用于减压反射或减压放电实验等。

3. 动物的品系和等级必须符合要求。

4. 要选择接近于人类而经济的动物。灵长类动物最接近人，但价格很贵。实验需大动物可选用犬、羊、猪。一般常选择的实验动物为家兔、大鼠、小鼠，它们比较接近于人类，而价格又比较便宜。

5. 动物的年龄、体重、性别最好一致，以减少个体间的生物差异。动物年龄可按体重大小来估计。急性实验选用成年动物，慢性实验最好选择年轻健壮的雄性动物。对性别要求不高的实验，雌雄应适当搭配；与性别有关的实验研究，要严格按实验要求选择性别。

三、观察指标

观察指标是反映实验对象在经过处理前后发生生理或病理变化的标志。设计一些好的观察指标能够体现实验的先进性和创新性。观察指标包括计数指标和计量指标，主观指标和客观指标等。指标的选定需符合以下原则。

1. 特异性 指标能特异性地反映某一观察现象，不会与其他现象相混淆。如高压中的血压（尤其是舒张压）可作为高血压病的特异指标；血气分析中的血氧分压和二氧化碳分压可作为呼吸衰竭的特异指标。

2. 客观性 即不受主观偏性的干扰，经过仪器检测而获得的指标。如心电图、脑电图、血气分析等。而主观指标（如肝、脾触诊）易受主观因素影响，造成误差。

3. 灵敏性 即能根据实验的要求，相应显示出微小的变化。灵敏性是由实验方法和仪器的灵敏度共同决定的。若灵敏性差，对已经发生的变化不能及时检测出，或往往得到假阴性结果，这种指标则应放弃。

4. 精确性 包括准确度和精密度两方面含义。准确度即观察值与真值的接近程度，主要受系统误差的影响。精密度即重复观察时，观察值与其均数的接近程度，其差值属随机误差。观察指标要求既准确又精密。

5. 重现性 即在相同条件下，指标所测的结果可以重复出现。重现性高的指标一般意味着偏差小、误差小，能较真实地反映实际情况。为提高重现性，需注意仪器的稳定性，减少操作误差，控制动物的机能状态和实验环境条件。

（奚　丹）

附 录

附录一 处方中常用拉丁文缩写

处方中,除常用的标点符号外,给药时间、给药次数、给药途径、药物制剂等也常使用拉丁文缩写,为处方的书写提供了便利。但需要注意,在使用拉丁文缩写时,必须要做到书写准确。处方中常见的拉丁文缩写见附表1-1。

附表1-1 常用的拉丁文缩写

分类	拉丁文缩写	翻译	分类	拉丁文缩写	翻译
给药时间	a. c.	饭前	药物制剂	amp.	安瓿
	p. c.	饭后		Inj.	注射剂
	a. m.	上午		Tab.	片剂
	p. m.	下午		Caps.	胶囊剂
	q. m.	每晨		Sol.	溶液
	q. n.	每晚		Tinc.	酊剂
	h. s.	临睡前		Pil.	丸剂
	s. o. s.	必要时		Ung.	软膏剂
	st.(stat)	立即		Ocul.	眼药膏
给药次数	q. d.	每日一次		Oil.	油剂
	b. i. d.	每日两次		Syr.	糖浆剂
	t. i. d.	每日三次		Mist.	合剂
	q. i. d.	每日四次		Lot.	洗剂
	q. 4h.	每四小时一次		Emul.	乳剂
	q. o. d.	隔日一次		Extr.	浸膏
给药途径	i. h.(h)	皮下注射		Loz.	喉片
	i. v.(v)	静脉注射		Past.	糊剂
	i. m.(m)	肌内注射		Co.	复方
	p. o.	口服	常用单位	ml.	毫升
	i. p.(p)	腹腔注射		L;l.	升
	p. r.	直肠给药		g;gm.	克
	i. g.	灌胃		mg.	毫克
常用标记	Rp.;R.	取		gtt.	滴
	S.;Sig.	注明、用法		IU	国际单位
	exp.	失效期		U	单位

附录二　实验常用生理溶液及其配制

生理溶液能够替代体液，较长时间地维持离体组织器官的正常生命活动。因此，生理溶液的正确选择和配制是实验结果准确地前提条件。

（一）常用生理溶液的成分与含量

在机能学实验中，常用的生理溶液有任氏液、台氏液、洛氏液和生理盐水，其成分、含量及用途见附表2 - 1。

附表2 - 1　常用生理溶液（1000ml）的成分、含量及用途

试剂名称及剂量（g）	任氏液	台氏液	洛氏液	生理盐水	
	用于两栖类	用于哺乳类	用于哺乳类	用于两栖类	用于哺乳类（小肠）
氯化钠	6.50	8.00	9.00	6.50	9.00
氯化钾	0.14	0.20	0.42	- -	- -
氯化钙	0.12	0.20	0.24	- -	- -
碳酸氢钠	0.20	1.00	0.10 ~ 0.30	- -	- -
磷酸二氢钠	0.01	0.05	- -	- -	- -
氯化镁	- -	0.10			
葡萄糖	2.0（可不加）	1.00	1.00 ~ 2.50	- -	- -
加蒸馏水至1000ml					

注：表内各药物均以 g 为单位。

（二）配制生理溶液的方法

生理溶液须使用甲类试剂配制，最好采用分析纯（AR）。生理溶液配制常用的试剂见附表2 - 2。

附表2 - 2　生理溶液配制的常用试剂

试剂名称	分子式	分子量
氯化钠（sodium chloride）	$NaCl$	58.44
氯化钾（potassium chloride）	KCl	74.50
氯化钙（calcium chloride）	$CaCl_2$	110.99
	$CaCl_2 \cdot 2H_2O$	146.99
氯化镁（magnesium chloride）	$MgCl_2$	95.21
硫酸镁（magnesium sulfate）	$MgSO_4 \cdot 7H_2O$	246.37
碳酸氢钠（sodium bicarbonate）	$NaHCO_3$	84.01
磷酸二氢钠（sodium acid phosphate）	$NaH_2PO_4 \cdot 2H_2O$	156.01
磷酸二氢钾（potassium acid phosphate）	KH_2PO_4	136.09
葡萄糖（glucose）	$C_6H_{12}O_6 \cdot H_2O$	198.17
乙二胺四乙酸（EDTA）	$C_{10}H_{16}N_2O_8$	292.24
三氢甲基氨基甲烷（Tris）	$C_4H_{12}NO_3$	121.14

生理溶液不宜久置，尤其是含有葡萄糖的溶液。为配制方便，常先将各成分分别配成一定浓度的基础溶液，即母液（附表2 - 3），用前再按需抽取基础溶液至量瓶中，再加蒸馏水到定量刻度即可。

附表 2 - 3　基础溶液浓度及在 1000ml 生理溶液中的用量

成分	基础溶液浓度（%）	任氏液	台氏液	洛氏液
氯化钠	20	32.5ml	40.0ml	45.0ml
氯化钾	10	1.4ml	2.0ml	4.2ml
氯化钙	10	1.2ml	2.0ml	2.4ml
碳酸氢钠	5	4.0ml	20.0ml	2.0ml
磷酸二氢钠	1	1.0ml	5.0ml	- -
氯化镁	5	- -	2.0ml	- -
葡萄糖	- -	2.0 g（可不加）	1.0 g	1.0 ~ 2.5g

注意：1. 为避免钙盐沉淀，氯化钙溶液应在其他基础溶液混合并加蒸馏水稀释后方可逐滴加入，并且边滴加，边搅拌。
2. 葡萄糖在临用时加入，否则不宜久置。

附录三　常用实验动物的生理常数

实验动物是机能实验学的重要实验材料。实验前，需熟悉常用实验动物的生理学特征，主要用途及相关生理数据，保证科学正确的选取实验材料，获得可靠、稳定的实验结果。但由于动物种类、性别、年龄、饲养环境、健康情况、实验条件、测定方法等因素的影响，实验动物的生理常数不是恒定不变的，现选择介绍几种常用的实验动物作为参考。

（一）家兔

哺乳纲，兔形目，兔科，品种多。家兔寿命为 4~9 年，性成熟期为 5~8 个月。家兔易于繁殖和饲养，机能实验学中常用于血压、呼吸、泌尿等急性实验操作，卵巢、胰岛等内分泌实验；常使用离体兔耳和心脏作灌流实验进行心血管方面的研究。此外，家兔颈部主动脉神经和迷走神经并行成束，也是研究减压反射的首选动物。家兔心脏窦房结细胞常用于起搏电位的电生理学研究。家兔主要生理学数据见附表 3 - 1。

附表 3 - 1　家兔主要生理学数据

血容量 （占体重%）	心率 （次/分）	血压 （mmHg）	凝血时间 （s）	体温 （℃）	呼吸 （次/分）	潮气量 （ml）	排尿量 （ml/d）
7% ~10%	123 ~304	收缩压 95 ~130 舒张压 60 ~90	7.5 ~10.2	38.5 ~39.7	38 ~60	19 ~24.5	40 ~100

（二）蟾蜍与青蛙

两栖纲，无尾目，品种甚多，蟾蜍属蟾蜍科，青蛙属蛙科，幼体蝌蚪经变态发育成成体。蛙类在机能学实验中应用非常广泛，应用于如离体心脏灌流、下肢血管灌流、微循环、心电图、脊休克、脊髓反射、坐骨神经 - 腓肠肌、坐骨神经 - 缝匠肌、腹直肌等重要实验。

1. 蟾蜍　身体较大，皮肤粗糙，便面有突起，眼后方有一对毒腺，分泌蟾酥。每年冬季潜藏在土壤里冬眠，春季出土。

2. 青蛙　体型较小，皮肤光滑，背部有侧褶，善于跳跃。

蛙类主要生理学数据见附表 3 - 2。

附表 3 - 2　蛙类主要生理学数据

项目	血容量（占体重%）	心率（次/分）	血压（mmHg）	凝血时间（min）
数值	5%	36～70	30～60	5

（三）大白鼠、小白鼠与豚鼠

哺乳纲，啮齿目，鼠纲及豚鼠纲。

1. 大白鼠　寿命一般 2～3 年，性成熟 2～3 个月。广泛应用于内分泌及高级神经中枢实验，如垂体 - 肾上腺系统实验、循环系统实验等，是营养学、肿瘤、细菌学及关节炎等实验研究的常用动物。

2. 小白鼠　寿命一般 2 年，性成熟期雌性 35～55 天，雄性 45～60 天。繁殖力强，周期短，便于人工饲养，适合大样本实验，如药物筛选、半数致死剂量测定、药物的效价比等，还常用于神经系统高级功能的研究、内分泌及生殖生理实验。

3. 豚鼠　又叫天竺鼠、荷兰猪，寿命一般 6～8 年，性成熟期雌性 4～5 个月，雄性 5～6 个月。性情温顺，繁殖力强，主要用于肾上腺机能实验、出血性实验、血管通透性实验，也是机能实验常用动物。

鼠类常用生理学数据见附表 3 - 3。

附表 3 - 3　鼠类主要生理学数据

	血容量（占体重%）	心率（次/分）	血压（mmHg）	体温（℃）	呼吸（次/分）	潮气量（ml）	排尿量（ml/d）
大白鼠	7.4%	216～600	收缩压 88～183 舒张压 58～145	38.5～39.5	66～114	0.60～1.25	10～15 （50g 大鼠）
小白鼠	8.3%	328～780	收缩压 95～125 舒张压 67～90	37～39	84～320	0.09～0.23	1～3
豚鼠	6.4%	260～400	收缩压 28～140 舒张压 16～90	37.8～39.5	69～104	1.0～3.9	15～75

（四）狗

哺乳纲，食肉目，犬科，寿命 10～20 年，性成熟 8～10 个月。适用于机能实验学的一半为杂种狗，是研究系统生理学的主要实验动物。狗具有发达的循环系统，与人相似的消化系统，在循环、消化和神经系统研究中更为常用，且适合于慢性实验。在急性动物实验中是研究心肌电生理的重要标本。犬类常用生理数据见附表 3 - 4。

附表 3 - 4　犬类主要生理学数据

	血容量（占体重%）	心率（次/分）	血压（mmHg）	体温（℃）	呼吸（次/分）	潮气量（ml）	排尿量（ml/d）
犬类	5.6%～8.3%	100～130	收缩压 95～136 舒张压 43～66	37.5～39.7	11～37	251～432	65～400

（五）猫

哺乳纲，食肉目，猫科，寿命 8～10 年，性成熟 10～12 个月。猫具有发达的神经系统，与人相似的循环系统，因此，常作为去大脑僵直与姿势反射实验，刺激颈部交感神经引起的虹膜反应实验，血压影响因素实验等的实验动物。猫的常用生理数据如附表 3 - 5。

附表 3 - 5　猫类主要生理学数据

	血容量 （占体重%）	心率 （次/分）	血压 （mmHg)	体温 （℃)	呼吸 （次/分)	潮气量 （ml）	排尿量 （ml/d)
猫	6.2%	110~140	收缩压 88~142 舒张压 56~85	38.0~39.5	20~30	12.4	20~30ml（每 kg 体重)

（胥　颖）

参考文献

［1］张健．机能实验学．北京．人民卫生出版社，2016．

［2］蒋绍祖，黄林邦．医学机能技能学．北京：人民卫生出版社，2014．

［3］郑倩．医学机能学实验．双语版第二版．北京．科学出版社，2013．

［4］霍洪亮．人体及动物生理学实验指导．北京．高等教育出版社，2013．

［5］朱妙章，吴博威，裴建明，曾晓荣．心血管肾脏生理学实验技术方法及其进展．西安：第四军医大学出版社，2010．

［6］白波．生理学．第七版．北京：人民卫生出版社，2014．

［7］张淑芳．生物化学实验技术．武汉：华中科技大学出版社，2012．